中医临证医案实录

主审 ◎ 张振忠

编著 ◎ 赵宏波　孙静

全国百佳图书出版单位
中国中医药出版社
·北京·

图书在版编目(CIP)数据

中医临证医案实录/赵宏波,孙静编著.——北京:中国中医药出版社,2025.5.

ISBN 978-7-5132-9370-9

Ⅰ.R249.7

中国国家版本馆 CIP 数据核字第 2025FG2788 号

中国中医药出版社出版
北京经济技术开发区科创十三街 31 号院二区 8 号楼
邮政编码　100176
传真　010-64405721
北京联兴盛业印刷股份有限公司印刷
各地新华书店经销

开本 880×1230　1/32　印张 7.5　字数 156 千字
2025 年 5 月第 1 版　2025 年 5 月第 1 次印刷
书号　ISBN 978-7-5132-9370-9

定价　29.00 元
网址　www.cptcm.com

服务热线　010-64405510
购书热线　010-89535836
维权打假　010-64405753

微信服务号　zgzyycbs
微商城网址　https://kdt.im/LIdUGr
官方微博　http://e.weibo.com/cptcm
天猫旗舰店网址　https://zgzyycbs.tmall.com

如有印装质量问题请与本社出版部联系(010-64405510)
版权专有　侵权必究

前 言

本书主要依托"北京基层中医药学科中医肾病团队基地"和"北京中医药薪火传承'3+3工程'基层老中医张振忠传承工作室"项目完成。在中医师带徒和专科团队建设工作中，张振忠教授言传身教，通过门诊带教和病房查房工作，对中医内科疾病尤其是肾脏系统疾病进行了较全面的理论教学和临床实践，一批批学生在张振忠教授的带教下，逐渐掌握相关疾病的中医诊疗、经验辨治及遣方用药，收到较好的临床疗效；同时，学生将学到的临床思维方法及经验用药应用于科研工作，同样取得了较满意的观察结果。

经过多年的临床实践和沉淀，编者通过本书将张振忠教授的学术思想、辨证思路、经验用药进行总结与归纳，在介绍理论的同时，通过病例进行展现，以求能为临床广大中医师及中医爱好者提供借鉴和参考。本书主要分为开篇、上篇和下篇三部分。开篇为医家传略；上篇为肾脏病篇，主要介绍肾脏疾病的辨证思路，以及常见肾脏疾病的诊疗经验；下篇为内科杂病篇，介绍了21种内科疾病的中医诊疗方法及方药应用。张振忠教授中医理论功底深厚、学验俱丰，编者虽然跟随张振忠教授学习20年，但对其临

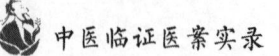

证经验及学术思想，仅是管中窥豹，希望能通过本书抛砖引玉，为将来更多同门优秀作品的创作奠定基础，从而将张振忠教授的学术思想及临证经验发扬光大，造福群众。

本书的付梓离不开很多人的努力，尤其要感谢刘宁州副主任医师的组织协调，刘淑敏主任医师的病案汇总和支持，一并感谢。

编者：赵宏波
2024 年 12 月

目 录

开篇　医家传略

张振忠教授简介 ········ 3

上篇　肾脏病篇

肾脏病六经辨治 ········ 11
肾脏病蛋白尿、血尿辨治 ········ 17
肾病综合征 ········ 24
慢性肾炎 ········ 32
膜性肾病 ········ 44
糖尿病肾病 ········ 54
泌尿系感染 ········ 61
慢性肾功能不全 ········ 68

下篇　内科杂病篇

发热 ········ 81
咳嗽 ········ 87
喘病 ········ 94

中风	101
眩晕	110
胸痹	118
心力衰竭	124
失眠	131
低血压	140
慢性胃炎	147
呃逆	157
腹泻	165
便秘	170
口腔溃疡	179
鼻窦炎	184
面瘫	189
前列腺增生	193
内科癌病	201
汗证	212
郁证	217
帕金森病	222

附 录

张振忠传承工作室传承谱系 ………… 233

开篇

医家传略

张振忠教授简介

张振忠，男，教授，博士研究生导师，主任医师。1956年3月出生于陕西省澄城县一户普通的农民家庭。少年时就开始在农村从事生产劳动，目睹了基层劳动人民的疾苦。当时新中国百废待兴，农村的生活、居住条件很差，群众的文化知识普遍不高，医疗卫生意识淡薄，加之农村基层卫生医疗不发达，很多地方都缺医少药。老百姓患病以后，都是靠"硬抗"，或者采取一些上一辈老人传下来的土办法，直到病情严重了才找医生治疗，而此时疾病往往已经严重到不可逆转。因目睹这一切，张振忠教授从小就立志要做一名医生，为乡亲们提供医疗服务。

上学后，出于对中医药学理论的爱好，张振忠教授于1966年开始，在上小学期间，利用闲暇时间跟随同乡中医师张学机老师学习中医基础理论知识、上山采药，学习中草药辨识、炮制方法。

1976年，张振忠教授进入陕西中医学院医疗系开始系统学习中医知识，其间认真研读了《黄帝内经》《伤寒杂病论》等经典名著，对于中医理论的认识又有了新的提高；同时，张振忠教授还系统学习了西医药的基本理论和临床专业课。1979年毕业后留校执教,1986年调入陕西中医学院附属医院从事临床工作。此后10年,张振忠教授通过临床工作不断学习、积累经验,初步形成了自己的辨证论治方法。1990年,张振忠教授成为首批全国500名中医专家之———杜雨茂教授学术经验继承人,开始跟随杜雨茂教授学习中医内科疾病的诊治,主要侧重于肾脏病的诊断和治疗。出师后,张振忠教授又在杜雨茂教授学术经验基础上,结合自己的临床实践,进行了发扬和创新。因其出色的中医理论知识和临床能力,1995、1997年连续两届被南京中医药大学聘任为伤寒、温病专业博士研究生临床导师。

2006年4月,北京市石景山区人民政府以"中医专家、高年资人才"引进方式将张振忠教授调入北京市石景山区中医医院工作,任常务副院长、肾病科学科带头人,同时担任北京中医药薪火传承"3+3工程"基层老中医传承工作室指导老师,北京市第四批名老中医师带徒指导老师,北京市中医药"双百工程"继承工作及石景山区名中医工作室指导老师,国家中医重点专科肾脏病专业协作组成员单位负责人,北京基层中医药学科中医肾病团队基地带头人,北京市石景山区第十四届、第十五届人大代表,全国中西医结合肾脏病专业委员会委员等。

一、师出名门——学术思想的源泉

杜雨茂教授出身中医世家,自幼随父学习中医,16岁起开始行医,20岁时因医术精湛已经闻名乡里,与其父并称"二杜",26岁被选派到陕西省中医进修学校师资班学习,毕业后留校任教,开始从事中医教学、临床及科研工作。1990年,杜雨茂教授被中华人民共和国人事部(现人力资源和社会保障部)、卫生部(现国家卫生健康委员会)、国家中医药管理局批准为全国名老中医药专家学术经验继承工作指导老师。1991年,杜雨茂教授被国务院批准授予"有突出贡献专家"称号,享受国务院政府特殊津贴,并被载入英国剑桥大学主编的《世界名人录》,美国柯尔比科学与文化信息中心授予其"国际著名替代医学肾病专家"称号,兼任美国亚拉巴马东方医学院名誉院长及哲学博士、意大利巴莱姆针灸学院名誉院长及客座教授、日本汉方交流会顾问、全国中医药成人教育学会名誉理事长、中华中医药学会仲景学术研究会委员,曾当选为陕西省第七届人大代表。

杜雨茂教授在中医学术思想方面尊古鉴今,勤于思考,创见颇多。如对《伤寒论》六经实质的阐发;对《伤寒论》理法方药如何在现今临床中运用提出了新颖切实之见;对《伤寒论》中的疑难问题进行详细剖析;对中医辨证论治的思维方法进行了深刻探讨,指出"人、地、时、病"四者结合、审证求因求机、针对病因病机立法施治和治随证转,是辨证论治的精髓。杜雨茂教授还提出"背反偕同"的新治则,在疑难病的诊治方面,提出了4种思路和方法。杜雨茂教授在长期临床实践中,对多种肾脏病的辨治积累了丰富的经验,认识到多种肾脏疾病传变亦遵循六经传变规律,辨治肾脏病可依仲景六经之法,提出"肾脏常见疾病治从六经入手"的观点,首创肾脏疾病六经辨证立法用药纲领体系。

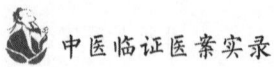

数十年来，杜雨茂教授将医、教、研结合起来，撰写学术论文90余篇，撰写论著14部。其中，《中医大辞典》获全国首届医史文献及医学工具书金奖，《奇难病临证指南》一书在中国及日本（日文）出版发行。杜雨茂教授主持研制的"芪鹿益肾片"获国家药品监督管理局正式批准为三类新药，"柔脉冲剂治疗高脂血症"获陕西省科技进步奖，"舒胆化石丹治疗胆及泌尿系结石"获省级鉴定，"奇效咳喘保""肺心宁""静电药物降压器"等荣获国家专利证书。

二、继承发扬——学术思想的完善

近年来，随着社会环境、人们生活方式的不断改变，很多慢性疾病如高血压病、糖尿病、动脉粥样硬化等，都可能引起肾脏损害。慢性肾脏疾病越来越受到医者的关注，并逐渐成为严重影响患者生活质量的疾病之一。

（一）传承创新

张振忠教授在继承杜雨茂教授学术思想的基础上，进行发扬创新，比如肾脏疾病多出现瘀血阻滞，伤及脉络，治疗上给予虫类药活血通络，如水蛭、地龙、蜈蚣等，改善肾脏微循环，防止进一步缺血性损害；在肾脏疾病诊疗过程中，注重肝脏的作用，常给予疏肝健脾之品以调畅气机；更加注重清热利湿，肾脏疾病缠绵难愈多与感染、湿热有关，肾脏疾病往往会有免疫复合物的沉积，治疗上给予石韦、车前子、半枝莲等清利湿热，消除病因；临证诊疗注重运用杜雨茂教授提出的肾脏疾病六经辨证理论。

(二) 融会新知

在中医辨证论治肾脏病的同时，张振忠教授还特别注重中西医结合治疗肾脏病，两者相互补充，取长补短，在提高疗效、缓解症状、减轻激素撤药反应中具有较好的作用。

张振忠教授于2003—2004年在北京协和医院、中国人民解放军总医院肾病科研修1年半，通过对西医药前沿知识的进一步了解，再结合自己多年在临床中的中西医结合诊疗经验，实现中西医融会贯通。与此同时，张振忠教授还常从西医药的角度来认识中药药理，用于治疗肾脏病。

(三) 开拓创新——科研成果

张振忠教授临证40多年来，一直致力于临床、教学、科研工作，先后发表学术论文50余篇，出版《慢性肾炎中西医防治》《肾病良方1500首》《心病良方1500首》《脑病良方1500首》《伤寒门径》等专著7部，其中《慢性肾炎中西医防治》一书荣获陕西省中医药科技成果奖三等奖；其余科研成果8项，分别获得陕西省科学技术奖三等奖，陕西省咸阳市科学技术进步奖一、二、三等奖多次，业绩被《中国名医列传（当代卷）》《中华名医特技集成》《陕西文化人》《陕西名医名家》等多部名典收载。

1. 主持课题

(1) "消渴平胶囊治疗糖尿病的临床研究"，1997年6月完成。

(2) "消渴平胶囊治疗糖尿病的动物实验研究"，1997

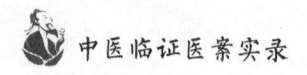

年12月完成。

（3）"喘泰颗粒研制与开发"，1994年5月完成。

（4）"前列宝胶囊的研制与开发"，1998年5月完成。

（5）"参芪糖肾安胶囊治疗糖尿病肾病的临床疗效观察及作用机制的研究"，2010年完成。

2. 获奖成果

（1）一冠灵骨康宁，陕西省咸阳市科学技术进步奖三等奖，1997年。

（2）"一冠灵前列舒临床研究"，陕西省咸阳市科学技术进步奖三等奖，1998年。

（3）《慢性肾炎中西医防治》，陕西省中医药科技成果奖三等奖，1998年。

（4）"治疗糖尿病'新药消渴平胶囊'的研究与开发"，陕西省咸阳市科学技术进步奖三等奖，2003年。

（5）感清空气消毒剂，陕西省咸阳市科学技术进步奖四等奖，2003年。

（6）喘泰颗粒，陕西省咸阳市科学技术进步奖一等奖，2004年。

（7）喘泰颗粒，陕西省科学技术奖三等奖，2005年。

（8）《中国百年百名中医临床家丛书·中医临床家杜雨茂》，科学技术（著作）奖优秀奖，2005年。

（9）"肾脏疾病中医防治规律研究"，福建省科技进步三等奖，2009年。

上篇

肾脏病篇

上篇 | 肾脏病篇

肾脏病六经辨治

中医讲的肾脏病，不同于西医的肾脏病。中医肾脏病的范围更为广泛，因其主要是从中医肾脏功能障碍方面进行考虑，包括肾为元气之根，肾藏元阴元阳，肾主先天之精，肾主天癸，肾主骨生髓，肾开窍于耳及二阴，其华在发，与肺纳气主气，与心水火既济，与肝水木共荣，与脾土生火等，疾病涉及内、外、妇、儿诸科。西医的肾脏病包括急慢性肾小球肾炎、肾病综合征、肾衰竭、泌尿系感染等，也可采用中医关于肾的理论进行辨治。中医虽无相应的病名，但对肾脏病的认识已有几千年的历史，多将其归于"水肿""虚劳""淋证""癃闭"等范畴。

六经辨证方法适用范围较广，清·柯琴提出："仲景之六经，为百病立法，不专为伤寒一科。"六经辨证及方药可用于诊疗肾脏疾病。首先，在肾脏疾病的发展过程中，由于水邪内留，每每累及五脏六腑，影响人体之经络、气血及其生理功能，必然产生诸多病理产物，形成脏腑、经络、气血俱病。其次，从发病和传变来看，六经辨证体现自发、袭表、直中和传变的特点。"自发"是由于机体的原因，导致机体失去阴平阳秘的状态而发病，也就是发病于内；或机体抗病能力下降，导致卫外能力减弱，病邪侵犯人体，此时病情多处于隐匿状态，临床症状较少或无。"袭表"即外邪犯体，首发太阳。"直中"即是因体质失和，病邪直入，或病邪过于强盛，不按常规传变，多无明显的太阳表证期，而是直接侵犯人体某经，导致机体正常功能失调而发病。"传变"即指疾病的动态变化和发展趋势，疾病由轻到重、由浅入深、由盛到衰3种变化，有循经传、越经传、表里传等形式。

肾脏疾病的发病和传变符合六经辨证。如急性肾炎主要由外感引起，发病后经过恰当治疗，可以痊愈，也有少数会进一步发展为慢性肾炎。初发时，既有初发太阳，亦有初发少阳、阳明者；既有外邪入侵者，也有邪自内发者，符合"自发""直中"的范畴。传变规律上，肾脏疾病同样存在由轻到重、由浅入深、由盛到衰的变化规律。肾炎初期多为局部水肿，病变仅限于太阳表证，失治误治则进一步入里，形成太阳腑证；再进一步发展可先传少阳、阳明，再到太阴、少阴、厥阴，病入三阴，表现为肺脾气虚、心肾虚衰，虚实并见，寒热错杂。疾病本身也是由轻到重，初为急性肾炎，其次为慢性肾炎，直至肾功能不全、肾衰竭等。肾脏疾病的病理变化也符合六经辨证的特征，太阳病期为疾病的初期，营卫失和，邪正相争，有现代医学之潜伏期或前驱期之意，多表现为发热恶寒、头项强痛、脉浮等症，若进一步发展，可形成太阳腑证。许多肾脏病在急性期或急性发作期多因外邪侵袭，正邪相争，从而表现为发热恶寒、脉浮、头痛等症；久病不愈，表证消失或减轻，水肿日益明显，即可出现典型的太阳膀胱蓄水证，与之相符。阳明病期，以阳气偏盛、津液偏乏为特征，突出的病理变化为"胃家实"，阳明经络、脏腑的邪气盛实，因阳明既主肌肉，又主通降，其一旦病变，可产生诸多病证。对于肾脏病，主要类似于"阳水"表现，即朱丹溪所说"遍身水肿，烦渴，小便赤涩，大便闭，此属阳水"。从临床角度看，多种肾脏疾病可以产生上述病理变化，热邪炽盛，耗伤阴液，水热互结，可见阳明之猪苓汤证；热毒蕴遏、二便闭结、水液内停，可见经腑同病，或可见于因久服激素而致的全身疮疖，为热毒发于阳明的常见之证，阳明以清、下二法为主，亦是古今治疗水肿的有效措施。少阳病期，以少阳经脉及胆和三焦之功能失常为特征，以少阳枢机不利、胆火内郁、正邪相争、水道欠畅为病理要点。临床上，除口苦、咽干、目眩外，还有寒热往来、默默不欲饮食、小便不利、心烦喜呕等表现。对照肾脏疾病，多见慢性肾炎、慢性肾盂肾炎等的急性期发作及慢性过程的后期，水邪内阻，三焦水道不畅，导致少阳枢机不利，从而发生水肿及上述症状。临床表现的辨证和治疗方法应当依据仲景"伤寒中风，有柴胡证，但见一证便是，不必悉具"之旨，只要见到能够反映少阳病机的证候即可，不必一定求齐。对于水郁三焦证，仲景早有论断，《伤寒论》147条记载："伤寒五六日，已发汗而复下之，胸胁满微结，小便不利，渴而不呕，但头汗出，往来寒热，心烦者，此为未解也，柴胡桂枝干姜汤主之。"太阴病期，是太阴经脉及与之相应的脾与肺的病理变化。脾为后天之本，气血生化之源，主运化水湿，肾为水之上源，主通调水道，以脾肺虚寒、水湿内停为主要病理变化，其与肾脏疾病的病理完全符合，多见于肾病的中、后期。少阴病期，为心、肾二脏之病变。心肾二脏所主阳气，为一身阳气之根本，尤其是肾阳，为水液蒸腾布化之原动力。心主君火，肾藏真阴，为全身阴津之源，二者水火既济，阴阳交泰，从而维持人体正常的生命活动。病至少阴，有寒化、热化之区别，以"脉微细，但欲寐"为总纲。寒化者，可见少阴阳虚水泛之真武汤证；热化者，可见阴虚水热互结之猪苓汤证。厥阴病期，为六经的最后阶段，以动风、寒热错杂为特征，在肾脏疾病后期，由于肾功能不全、肾衰竭等，体内代谢产物积聚，正气衰竭，反映出寒热错杂、虚实互见之证。

在六经辨证的治法中，包括汗、吐、下、和、清、温、消、补八法，同时法中有法。汗法中有开腠发汗法、调和营卫法、发汗祛湿法、温经散寒法、解表通里法，补法中有补气、补血、补阴、补阳、气血双补、阴阳双补，温法中有回阳救逆法、温补心阳法、温补肾阳法、温中祛寒法及温里攻下法，清法有清热保津法、清热益气法、清热泻火法、清热止痢法、清热除黄法、滋阴清热法等。临床应用六经辨证方法，有是证，用是药，根据临床表现，首先确定病在何经，再运用相应的方法治之。如病在太阳当汗，入腑则当通阳化气利水；病在阳明当用清、下二法；病在太阴当温补脾肺之气；病在少阴当补心肾；病在厥阴当寒热并用。

在治疗原则上，六经辨证突出未病先防、既病防变、治病求本、扶正祛邪的精神，尤其是既病防变，在肾脏疾病的治疗上更为重要。就肾脏病的发展而言，在发病之初，因病邪轻浅，正伤不著，容易治疗，若施治得法，常能痊愈。若失治误治，则使病情进一步恶化，由急性转入慢性，甚至肾衰竭，发生严重的病理改变。肾脏疾病，当辨为太阳病时，有可能传入他经，因此在治疗时，要积极采取有效措施。在经方的运用上，要注意以下几点。一是根据证确定分经论治。首先依据患者的具体表现，将其划分为六经，如属太阳者，当汗之，再分表虚表实及其兼夹，随证选用方药；如属阳明者，当用清、下法，清还分清热解毒利水、清热滋阴利水等。二是病文不符的情况同样可以使用。如临床中见到原方原证，如五苓散证、真武汤证、麻黄连翘赤小豆汤证等，可以照方选用。三是病情不典型时，应该善于抓主症的鉴别与对照。主症一致，即可选用主方加减。四是紧抓病机，如果主症不一致，但是病机相同，也应选用该方，可有效拓宽经方运用的有效途径，如小柴胡汤，原证是治疗少阳病之寒热往来、胸胁苦满、默默不欲饮食、心烦喜呕等，该方所主乃是少阳郁滞，临证即使无上述症状，只要是具备此病机，即可以此方加减治疗。临证时，应根据实际情况灵活变通。比如，《伤寒论》中并未出现和解通利法、和解温阳法、解毒活血法、和解清利法、益气养阴利水法等，但在临证中常遇到少阳枢机不利、水饮内留证，少阳枢机不利、浊毒瘀血内停证，少阳枢机

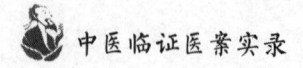

不利、热毒郁于阳明证,太阴气虚、少阴阴虚、水饮郁滞证等,此时,当随证合法,方以小柴胡汤与五苓散相合、小柴胡汤与真武汤相合、小柴胡汤与五味消毒饮相合、小柴胡汤与猪苓汤相合、四君子汤与猪苓汤相合等。

肾脏病蛋白尿、血尿辨治

一、蛋白尿的辨治

肾脏疾病常见蛋白尿，尿蛋白定量的多少常与肾脏疾病的严重程度密切相关，蛋白尿的持续漏出对肾脏功能损害严重，有效控制尿蛋白对于临床治疗肾脏疾病有着重要的意义。

中医药对于各类型肾脏疾病导致的蛋白尿均有不同的治法。如何控制蛋白尿，一直是近年来很多学者研究的课题。笔者结合近年来临床治疗肾脏疾病蛋白尿的经验，从以下几个方面进行论述。

（一）以脾肾为本，健脾固肾

肾脏疾病出现蛋白尿，中医理论认为，久病伤及太阴少阴两经，且与多个脏腑有关，主要包括肺、肝、脾、肾。肺主皮毛，六淫过极，患者感受外邪，诊治得当，则病愈；反之，失治或误治，病邪入里，母病及子，子病及母，传至脾肾。肝为万病之贼，肝失疏泄，则气化失司，气血失调，波及他脏。蛋白尿在中医中属精微物质，脾主固摄，肾主藏精，蛋白尿与脾肾两脏关系密切，治疗蛋白尿以调

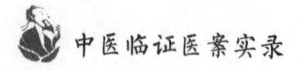

理脾肾为主。

脾虚不固,精微外泄,治疗上给予炒白术、茯苓、党参、黄芪等健脾益气之品。然而,换一个角度来讲,蛋白质外溢,溢出的可能不是精华,而是湿邪。脾主运化水湿,湿邪与脾的关系较为密切,治疗上应该给予健脾利湿药物,如薏苡仁、苍术、陈皮、半夏等。

肾虚不固,不能封藏,则精微外泄,治疗上给予补肾固涩之品,如杜仲、桑寄生、续断、芡实、菟丝子、金樱子、牛膝等,以补肾益气。

(二) 攻补兼施,以通为用

肾脏疾病病程较长,病性一般以虚实夹杂为主,实邪包括湿浊、瘀血、风热等,停留全身或局部,引起病变。从西医的角度来讲,免疫复合物形成,沉积于肾脏,破坏肾脏结构,引起蛋白尿。如何减少免疫复合物生成或清除多余的免疫复合物,是西医治疗的一个重要方向。

因此,中医药治疗蛋白尿,不能一味固摄、补益,也要给予通利之品,将体内各种邪毒排出体外,使脏腑功能恢复正常,各司其职。

1. 活血通络

肾脏受损出现蛋白尿,蛋白尿的出现又加重肾脏损伤,导致肾脏气化功能下降,局部血液微循环受阻,伤及络脉;且肾脏病多属慢性疾病,久病成瘀,影响肾脏微循环,肾脏功能受损。治疗上给予活血化瘀之品,如丹参、红花、当归、赤芍、益母草等。其中,要重视虫类药的使用,如水蛭、地龙、蜈蚣等。

在改善肾脏局部组织供血的同时，也要注重改善局部的缺氧状态。红景天健脾益气，活血化瘀，可以改善全身脏腑及局部缺血缺氧状态，促进局部血液循环，尤其对于缺血性肾损伤具有较好疗效。而对于其他类型的肾脏疾病，也具有较好的辅助治疗作用。

2. 清热利湿

肥胖之人喜食肥甘厚腻，喜卧少动，日久则生痰湿，痰湿易化火，而成湿热。湿性重浊、黏腻，容易沉积于肾脏，肾脏功能受损，出现蛋白尿。因此，蛋白尿多迁延日久，缠绵难愈。治疗上应给予黄柏、黄连、金钱草、秦皮等清热利湿之品。

3. 利尿通淋

机体不慎感受外邪，外邪不能及时排出而入里，影响三焦水液正常代谢，水液运化失常而成水邪，泛溢肌肤，而成水肿。治疗上给予猪苓、茯苓、葶苈子、泽泻、桑白皮、石韦、车前子、防己等，以促进水邪从小便排出。

4. 祛风除湿

湿邪不祛，机体再感受风邪，或直接感受风湿之邪，容易在血液中形成免疫复合物，沉积到肾脏，引起肾脏病变。治疗风湿多用藤类药物，如青风藤、雷公藤等。藤类药物不仅可以祛风除湿，而且具有免疫抑制作用，通过抑制免疫反应，减轻免疫复合物的生成及在肾脏局部的沉积，从而减轻肾脏损害，减少蛋白尿的漏出。

（三）扶助正气，减少复发

"正气存内，邪不可干"。肾脏病多是由于正气不足，机体抵抗力下降，感受外邪，邪陷于里所致；抑或肾脏病经过治疗，病情得以控制后，再次感受外邪复发；且肾脏病久病及虚，形成恶性循环。因此，治疗上要注意扶助正气，提高机体免疫力，避免感受外邪，防止或减少复发。临床常用的药物包括三七、骨碎补、灵芝、黄芪、防风等。

（四）辨病论治

如患者症状较多，可以在辨证论治的基础上加用下方。如果症状少，甚至无症状，而蛋白尿长期不降者，可以直接使用下方。

1. 取蜈蚣1条，研磨成粉，放入1个鸡蛋中，烧熟食之，每日1个。

2. 将雷公藤加入辨证方中，或直接服用雷公藤片，适用于肾病综合征后期且蛋白尿一直不降者。

3. 固肾处方组成：蝉蜕9~15g，益母草30g，小蓟30g，制何首乌15g，黄精15g，杜仲15g，覆盆子30g。该方用于水肿不明显，仅有蛋白尿或有肾功能损伤者。

二、血尿的辨治

肾脏原发病或其他疾病伴发的肾脏损伤，往往会出现血尿。血尿包括肉眼血尿和镜下血尿，临床上多见镜下血尿，也正因为如此，慢性肾脏疾病经常被忽视，直到病情严重时才被发现，导致治疗比较棘手。中医将其归为"血尿""血淋"等范畴，认为该病主要累及脾、肾，病理因素包括湿、热、瘀血等。

(一)注重脾肾,健脾益肾

脾肾两脏,皆为根本,不可偏废。肾脏疾病多责之于脾肾。与蛋白尿的辨治相同,慢性肾脏病出现的血尿多由于脾肾不足,营养物质失于运化,不能濡养脏腑、机体,停滞于局部。精微失于固涩,封藏不力,流失体外。因此,治疗上注重调理脾肾为根本治疗方法。

(二)活血,利水消肿

唐容川《血证论》指出:"然既是离经之血,虽清血鲜血,亦是瘀血。"血尿作为离经之血,也是瘀血。因此,除外伤、血管破损急性期的尿血外,皆应积极活血化瘀。"瘀血不祛,新血不生",只有祛除瘀血,疏通血脉,才能使新血化生。常用药物有丹参、红花、赤芍、鸡血藤等活血化瘀之品,还有水蛭、地龙、蜈蚣等活血通络之品。

肾脏疾病多数情况下会出现水肿,尤其是颜面部、双下肢等部位易出现水肿。水湿之邪停滞于体内,容易变生诸证。因此,在活血化瘀的同时,还应利水消肿,缓解症状。常用药物有益母草、石韦、泽泻等。

(三)止血

血尿属血行脉外的离经之血。治疗上,在疏通血管、祛除瘀血的同时,应给予止血药物,以修复血管内皮损伤,减少血尿漏出。

1. 凉血止血

血热为肾脏病出血的常见原因。肾脏病病程较长,气阴两虚,虚热内扰,瘀血、湿浊郁积容易化热,加之糖皮质激素、细胞毒性药物等西药皆属中医之热性药物。因此，治疗上应该给予凉血止血药物，不仅针对病机治疗，还能缓解症状。常用药物有大蓟、小蓟、地榆、白茅根、槐花、侧柏叶等。

张振忠教授临证常用炭类药以加强止血功效，同时还可防止药物苦寒伤正，如地榆炭、槐米炭、侧柏炭等。

2. 化瘀止血

既能活血化瘀，又能止血，这看似矛盾的两个方面，在治疗中同时应用，是传统中医的一大特色。该类药物化瘀而不伤正，止血而不留瘀，可以较好地协调活血与止血的关系，对于出血患者较为适用。常用药物有三七粉、三七花、蒲黄、茜草等。

（四）下焦湿热

血尿病位在下焦，患者感受外邪，或体内湿浊郁久化热，湿热搏结，血行脉外，而见尿血。结合西医学理论，泌尿系感染引起的尿血与细菌、病毒感染有关，应给予清利下焦湿热药物，如石韦、鱼腥草、车前草、萹蓄、瞿麦等。而肾小球病变引起的尿血多与免疫系统有关，给予清热利湿、补肾药物以调节免疫力，清除免疫复合物，如半枝莲、藤梨根、鹿衔草、青风藤等。

（五）辨病论治

血尿较为难治，或症状较多，可在辨证论治的基础上使用下方。如果症状不多，仅有血尿，亦可使用。

1. 取白茅根 30～60g，水煎服，适用于血热尿血者。

2. 二草汤：车前草 30g，墨旱莲 30g。水煎服，适用于尿血阴虚火旺者。

3. 益气汤：党参 12g，黄芪 30g，阿胶 9g，大蓟 30g，小蓟 30g。水煎服，适用于尿血气虚证。

4. 经验方：赤小豆 30g，薏苡仁 30g，牡蛎 30g，甘草 9g，玄参 15g。水煎服，适用于各类型尿血。

三、经验用药

藤梨根：味酸、涩，性凉，归肺、肝、大肠经，具有清热解毒、祛风除湿、利尿止血的功效。药理研究表明，该药有增强细胞免疫和抑制体液免疫的作用。

鹿衔草：又名鹿蹄草，味甘、苦，性温，归肝、肾经，具有祛风湿、强筋骨、止血的功效。药理研究表明，该药具有抗菌、增强免疫力的作用，可以促进淋巴细胞的转化。

肾病综合征

肾病综合征归属中医"水肿""尿浊"的病证范畴，主要表现为眼睑、头面及四肢水肿，甚至腹背及全身水肿，有大量蛋白尿。病位主要在肺、脾、肾，涉及肝、三焦、膀胱。

引起肾病综合征的原因较多，太阳外感风邪，风邪入里及肺太阴，肺失宣肃，水液停聚；病邪入里犯脾肾，脾运化水湿功能下降，少阴肾虚失于气化，水液代谢紊乱，流溢四肢，内阻三焦，而成水肿；脾肾不足，固涩无权，精微外泄，而成尿浊，久则气血两虚；水湿代谢障碍，湿浊阻滞血脉，血行不畅，瘀浊互结，使病机更为复杂，病情加重。临床证型多见风邪外袭型、湿热壅滞型、瘀水互结型、脾肾阳虚型、肝肾阴虚型、气阴两虚型。

一、经验用药

莲须：味甘、涩，性平，归心、肾经，可固肾涩精、收敛肾气。

芡实：味甘、涩，性平，归脾、肾经，可益肾固精、健脾止泻、除湿止带。实验研究发现，芡实提取物具有较好的抗氧化能力，可降低肾病综合征大鼠的尿蛋白水平。

金樱子：味酸、甘、涩，性平，归肾、膀胱、大肠经，可固精缩尿、涩肠止泻。金樱子所含鞣质具有收敛作用，其提取物可能通过抑制 NLRP3 炎性小体通路，进而抑制通路介导的促炎性因子 IL-1β 和 IL-18 的表达，最终缓解肾损伤。

青风藤：味辛、苦，性平，归肝、脾经，可祛风湿、通经络、利小便。青风藤对慢性肾脏病的治疗作用主要体现在其免疫抑制和抗炎作用上，还能抑制肾脏纤维化。

藤梨根：味酸、涩，性凉，归肺、肝、大肠经，可清热利湿、解毒消肿、祛风除湿、利尿止血。

二、病例分析

【病例 1】

贺某，男，54 岁，初诊时间：2008 年 10 月 9 日。

现病史：间断双下肢水肿 5 个月余，加重 1 周。患者于 5 个月前无明显诱因出现双下肢水肿，按之凹陷，当时就诊于外院，化验小便可见大量尿蛋白，诊断为肾病综合征。后在石家庄某医院住院治疗，情况稍有好转。症见：水肿，疲乏无力，伴头痛，偶有头晕，无恶心、呕吐，无胸闷、胸痛、心悸，24 小时尿蛋白定量 5.9g，尿酸 463μmol/L，纤维蛋白原定量 6.8g/L。根据患者症状、体征及化验结果，基本上可以排除风湿、肿瘤、皮肤疾病等因素所致的肾脏疾病，考虑其为原发性肾病综合征，患者不愿使用糖皮质激素及细胞毒性药物治疗。为进一步采用中医治疗，遂来我院门诊就诊。既往史：有高血压病病史5个月余，血压最高达160/95mmHg，口服硝苯地平缓释片控制血压尚可。中医诊察：双下肢水肿，乏力，气短，偶有头痛、头晕，饮食欠佳，夜眠可，大便干，小便调。舌暗红，苔薄白，脉弦细。中医诊断：水肿，太阴少阴合病。辨证：脾肾气虚，瘀血阻络。治法：健脾益肾，活血通络。方药：①生黄芪80g，生熟地各15g，牡丹皮10g，泽泻15g，茯苓18g，山萸肉10g，丹参20g，炒芡实18g，金樱子15g，蜈蚣1条，杜仲炭15g，青风藤24g，水蛭3g，鸡血藤15g，生薏苡仁30g，苍术15g，鹿衔草18g。7剂，水煎服，每日1剂，分两次服用。②正清风痛宁片（0.16g/片），每次3片，每日3次，口服。③盐酸贝那普利片（5mg/片），每次1片，每日1次，口服。

2008年11月6日二诊：患者水肿减轻，仍有乏力、气短，自觉小便不适，偶有尿不尽感。血压126/76mmHg。泌尿系彩超示：前列腺小钙化点。血生化检查：总蛋白45.2g/L，白蛋白25.7g/L，球蛋白19.5g/L，总钙2.05mmol/L，尿酸478μmol/L，甘油三酯2.42mmol/L，总胆固醇9.06mmol/L，低密度脂蛋白胆固醇6.55mmol/L。复查24小时尿蛋白定量5.7g。患者症状无明显变化，舌暗红，苔薄白，脉弦细，证属脾肾不足、瘀血阻络，治疗仍以健脾益肾、活血通络为法。中药汤剂在参芪地黄汤基础上，加用补肾益气之品。方药：生黄芪80g，生熟地各15g，山萸肉10g，丹参24g，炒芡实18g，金樱子15g，蜈蚣1条，杜仲炭15g，青风藤24g，水蛭3g，鹿衔草18g，西洋参 5g，红花 6g，益智仁 15g，乌药 15g，木香 6g，陈皮 10g，熟大黄 8g(后下)。7 剂，水煎服，每日 1 剂，分两次服用。

2008 年 12 月 4 日三诊：患者水肿消失，乏力、气短症状好转。尿常规：尿蛋白质（+），葡萄糖（+），红细胞（+）。血生化检查：总蛋白 45.7g/L，白蛋白 27.2g/L，球蛋白 18.5g/L，总钙 1.99mmol/L，尿酸 453mmol/L，肌酸激酶 360mmol/L，甘油三酯 2.11mmol/L，总胆固醇 9.09mmol/L。患者舌暗红，苔薄白，脉弦，中医辨证、治法同前。方药：生黄芪 80g，生熟地各 15g，山萸肉 10g，丹参 24g，炒芡实 18g，金樱子 15g，蜈蚣 1 条，杜仲炭 15g，青风藤 24g，水蛭 6g，鹿衔草 12g，西洋参 5g，半枝莲 15g，益智仁 15g，乌药 12g，胡黄连 6g。7 剂，水煎服，每日 1 剂，分两次服用。

2009 年 1 月 8 日四诊：患者未诉明显不适。血压 132/76mmHg。舌质红，苔白，脉弦。24 小时尿蛋白定量 0.92g。患者病情平稳，继续给予健脾益肾、活血通络、燥湿中药治疗。方药：生黄芪 80g，生熟地各 15g，山萸肉 10g，丹参 24g，炒芡实 18g，金樱子 15g，蜈蚣 1 条，杜仲炭 15g，青风藤 24g，水蛭 8g，鹿衔草 12g，西洋参 10g，半枝莲 15g，乌药 12g，胡黄连 6g，鸡血藤 15g，苍术 15g，薏苡仁 30g。7 剂，水煎服，每日 1 剂，分两次服用。

2009 年 2 月 5 日五诊：患者未诉不适。血压：122/85mmHg。24 小时尿蛋白定量 0.63g。血生化检查：总蛋白 47.6g/L，白蛋白 28.8g/L，球蛋白 18.8g/L，胆碱酯酶

12348U/L，总钙2.02mmol/L，尿酸537μmol/L，甘油三酯2.30mmol/L，总胆固醇6.37mmol/L，低密度脂蛋白胆固醇4.13mmol/L。患者情况较前好转，尿蛋白较前明显减少，嘱其按时服用盐酸贝那普利片、正清风痛宁片，定期复查，预防感冒。

按：肾病综合征临床主要表现为高度水肿、大量蛋白尿、低蛋白血症、高脂血症。患者通常涉及太阴少阴两经，病情较重，容易引起其他脏腑病变。治疗上，以控制蛋白尿、利水消肿为主。

中医将蛋白尿的形成归因于多个方面，治疗蛋白尿主要是调理太阴少阴两经及肺、脾、肾三脏功能，脾、肾均与精微物质的固摄、封藏有关，脾肾不足容易使蛋白外漏。肺主要与水液的代谢有关，肺为水之上源，尤其是对于外邪犯肺、肺气不宣的水肿，通过宣肺降逆，提壶揭盖，可以有效消除水肿。其次，治疗蛋白尿，在调理脾肾、加强封藏固涩的同时，还要"以通为用"，将浊毒邪气通过各种途径排出体外，使邪祛正安。结合西医理论，部分中药具有调节免疫功能的作用，如青风藤、藤梨根、雷公藤等，适量应用可以增强降尿蛋白、保护肾脏作用。

在该病例中，患者拒绝肾脏穿刺，拒绝服用糖皮质激素、细胞毒性药物。根据患者临床症状及实验室检查，可以明确肾病综合征的临床诊断。治疗上，在降压、降脂的同时，主要应用中药控制尿蛋白，消除水肿。整个治疗过程紧紧围绕太阴少阴两经，以补益脾肾、活血通络为治疗大法，改善肾脏微循环，根据患者病情变化，调整使用燥湿健脾、益气养阴、清除湿热等药物，同时为了加强疗效，加用青风藤、鹿衔草等祛风湿药物，起到调节免疫作用。患者素体气虚，加之太阳外感水湿之邪，太阴脾气被困，失于传输，水湿内停，而成水肿，脾虚日久及肾，肾主水，肾失蒸化、开阖功能，水液泛溢肌肤，则为水肿。舌暗红，苔薄白，脉弦细。观其脉证，属太阴少阴合病，病位在脾、肾，病性属虚实夹杂，证属脾肾气虚、瘀血阻络。治疗以补益脾肾、活血化瘀为法，方药以参芪地黄汤化裁。肾病综合征水肿较甚，但是水肿不仅表现在体表，更多表现在体内，体内水湿郁积，常引起诸多不适。因此，治疗上应根据患者病情，适当给予葶苈子清泻胸腹水，竹茹、通草清泄胃肠、三焦之水湿，使症状缓解，脏腑功能得健。

【病例2】

郭某，女，65岁，初诊时间：2019年11月4日。

既往史：患者有高血压病病史20余年，血压最高达180/100mmHg。否认糖尿病、冠心病病史。中医诊察：双下肢水肿，右下肢较甚，伴有心慌、心悸，视物欠清，小便可，大便每日1次，舌质微暗，苔薄白而润，脉弦细。中医诊断：水肿，太阴少阴合病。辨证：脾肾两虚，瘀血阻络。治法：健脾益肾，活血通络。方药：生黄芪50g，白芍15g，炒白术15g，泽泻30g，川牛膝20g，葶苈子20g，肉苁蓉15g，六月雪40g，黑顺片15g(先煎)，干姜12g，当归20g，金樱子15g，水蛭8g，炒芡实18g，炒苍术15g，蜈蚣1条。7剂，水煎服，每日1剂，分两次服用。

2019年12月2日二诊：患者水肿较前稍有缓解，心慌、心悸好转，大便每日1次，舌质微暗，苔薄白而润，脉弦细。方药：生黄芪50g，白芍15g，炒白术15g，泽泻30g，川牛膝20g，葶苈子20g，肉苁蓉15g，六月雪40g，黑顺片15g(先煎)，干姜12g，当归20g，金樱子15g，水蛭8g，炒芡实18g，炒苍术15g，蜈蚣1条，莲须20g，沉香5g(后下)，茯苓12g，猪苓15g。14剂，水煎服，每日1剂，分两次服用。

2019年12月23日三诊：患者水肿明显缓解，心慌、心悸消失，大小便调，舌质微暗，苔薄白，脉弦。方药：生黄芪50g，白芍15g，炒白术15g，泽泻30g，川牛膝20g，葶苈子20g，肉苁蓉15g，六月雪40g，黑顺片15g(先煎)，干姜12g，当归20g，金樱子15g，水蛭8g，炒芡实18g，炒苍术15g，蜈蚣1条，莲须20g，锁阳10g，沉香5g(后下)，茯苓12g，猪苓15g。14剂，水煎服，每日1剂，分两次服用。

按：患者有高血压病病史多年，后出现双下肢水肿、大量蛋白尿，诊断为肾病综合征，一诊辨证为脾肾两虚、瘀血阻络，治疗上给予健脾益肾、活血通络之品。方中以黄芪、白术、川牛膝、黑顺片、肉苁蓉、炒苍术健脾益胃，给予金樱子、芡实以减少尿蛋白漏出；蜈蚣通经活络，具有降低尿蛋白作用；六月雪清热利湿，具有清除免疫复合物、保护肾功能的作用；同时给予利水祛湿之品，如泽泻、葶苈子，以祛除体内水湿。对于顽固性水肿，葶苈子可从15g用起，逐渐加量。给予当归、水蛭以活血通络，改善肾脏微循环，保持肾脏功能。二诊在原方基础上，给予莲须、沉香以补肾温阳固涩，减少尿蛋白漏出；加用茯苓、猪苓，以加强利水消肿功效。三诊时，患者水肿症状明显缓解，继续给予二诊方加锁阳 10g 以巩固治疗。

慢性肾炎

慢性肾炎属于中医"水肿""膏淋""血尿"范畴。水肿是体内水液潴留,泛滥肌肤,表现以头面、眼睑、四肢、腹背,甚至全身水肿为特征的一类病证。膏淋是指尿中漏出蛋白的一类淋证。慢性肾炎的蛋白尿是少量或中等量的蛋白漏出。血尿分为肉眼血尿和镜下血尿,慢性肾炎多见镜下血尿。

该病多由风邪袭表、疮毒内犯、外感水湿、饮食不节及禀赋不足、久病劳倦所致,形成本病的机制为肺失通调、脾失转输、肾失开阖、三焦气化不利。其病位在肺、脾、肾,关键在肾。

一、治法治则

该病总的治则是扶正祛邪,防止疾病六经传变。扶正即扶助正气,具体表现在调整脾肾功能,充实脏腑,旺盛气血,从而改善机体的虚弱状态,提高抗病能力。祛邪主要表现在祛除水湿、热毒、瘀血等病理产物,使"邪祛则正安",最终使五脏安和、阴阳平衡。

1. 扶正补虚

补虚药如黄芪、人参等，对特异性免疫具有双向调节作用，可以调整免疫功能，减少抗原抗体复合物的生成，还能提高机体的适应性，增强机体的非特异性抵抗能力，同时对内分泌系统也有影响。党参、刺五加等对肾上腺皮质系统具有兴奋作用，效果与皮质激素相似，但又不会引起肾上腺皮质的萎缩。脾气虚者，可选用党参、黄芪、白术等。肾阳亏虚者，可选用菟丝子、淫羊藿、巴戟天等质润之品，不可一味温燥、峻补。真阳大衰、寒凝者，可选用附子、桂枝，但是量不宜过大，还可配合滋阴药。阴虚者，多选补而不腻之品，如女贞子、墨旱莲等。

2. 活血化瘀

慢性肾炎多存在瘀血内停，瘀血也是病变持续发展和肾功能减退的因素。对于慢性肾炎，活血化瘀药具有改善血流动力学、增加肾脏血供、改善微循环、降低毛细血管通透性、减轻早期炎症浸润、调节机体免疫功能的作用。

3. 解毒利湿

在慢性肾炎演变过程中，水湿和热毒互结，贯穿疾病始终。因此，在治疗的各个阶段，都要以清除体内水湿为要务，具体治法包括温阳利水、滋阴利水、益气利水、健脾利水等。在水湿内盛时，不祛除水湿，机体难以恢复正常功能，同时水湿容易致外邪内侵，产生热毒；外邪侵入，又可加重水湿及正虚。再者，患者或素体阴虚，或过用辛热之品，导致热毒内盛，迫血妄行；病至后期，湿热内结，反复感染，造成肾脏免疫性炎症持续存在。部分学者甚至

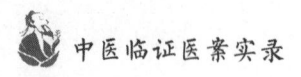

强调湿热不除,则蛋白尿难消。因此,解毒利湿是保护肾脏功能、防治疾病进展的有效手段,常用药物包括金银花、紫花地丁、白花蛇舌草、鱼腥草等。

二、常见证型

1. 肺脾气虚证(太阴病)

证候:晨起眼睑水肿,或四肢水肿,或有胸、腹腔积液。气短或稍劳累后气短,面色㿠白或面色萎黄,自汗恶风,饥不欲食或食后腹胀,纳差或厌食,大便稀或次数多,舌淡红,苔白腻或白滑,脉浮虚或弱。

治法:补脾益肺,利湿消肿。

处方:参苓白术散化裁。组成:党参15g,茯苓15g,炒白术12g,白扁豆9g,陈皮15g,山药30g,甘草9g,莲子15g,砂仁6g,薏苡仁30g。

2. 肾阴亏虚证(少阴病)

证候:全身水肿或下肢水肿较甚,耳鸣,心烦潮热,咽干口燥,腰痛,舌红少津,脉细数。

治法:滋阴益肾,清热利湿。

处方:知柏地黄丸加减。组成:知母9g,黄柏9g,生地黄12g,山萸肉15g,山药15g,牡丹皮12g,泽泻12g,茯苓15g。

3. 脾肾阳虚证(太阴少阴合病)

证候:水肿明显,便溏或大便次数多,乏力困倦,食后腹胀,腰膝酸软,少腹凉或腹胀,夜尿频,小便清长,舌体胖大,有齿痕,苔白厚腻,脉沉弱或沉迟。

治法：温阳利水。

处方：真武汤加味。组成：茯苓 15g，炒白术 12g，白芍 12g，黑顺片 9g，生姜 6g。

4. 邪壅三焦证（少阳病）

证候：全身水肿，脘腹痞满，咳嗽气喘，身热，舌淡红，舌体胖大，脉沉或数。

治法：化湿通阳，利水消肿。

处方：小柴胡汤合五苓散、五皮饮加味。组成：柴胡 9g，清半夏 8g，党参 10g，黄芩 9g，生姜皮 6g，大枣 6g，茯苓皮 15g，桑白皮 15g，陈皮 10g，大腹皮 10g，猪苓 15g，泽泻 12g，炒白术 10g，桂枝 9g。

三、经验用药

生黄芪：味甘，性微温，归肺、脾经。既能补脾健运，又能补肺益气，能抑制免疫炎性反应，促进单核巨噬细胞及系膜细胞的吞噬作用；同时黄芪还可以清除氧自由基，减轻肾组织损伤。

益母草：味苦、辛，性微寒，归肝、心包、膀胱经。既可清热利尿，又可活血化瘀，具有抑制免疫反应的作用，解除血管痉挛，改善肾血流量。

白术：味苦、甘，性温，归脾、胃经。利尿作用较为持久，且具有抗凝作用。

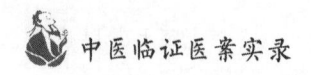

四、病例分析

【病例 1】

刘某，男，53 岁，初诊日期：2010 年 3 月 5 日。

现病史：患者出现血尿 3 年余。患者于 3 年前体检时查尿常规：红细胞（++），曾在北京某三甲医院住院治疗，诊断为慢性肾炎综合征、高血压病 2 级（高度危险组），后一直坚持在门诊口服中药汤剂治疗。复查尿常规：蛋白质（++），红细胞（++）。尿微量白蛋白≥150mg。腹部彩超提示脂肪肝、胆囊炎。凝血 1 组：凝血酶原时间 19.7s，D-二聚体 0.1mg/L。为求进一步治疗，遂来我院门诊就诊。既往史：有高血压病病史 10 余年，血压最高达 160/95mmHg，平素口服苯磺酸左旋氨氯地平片，每次 2.5mg，每日 1 次；盐酸贝那普利片，每次 10mg，每日 1 次，血压基本控制在（140~150）/（90~95）mmHg 之间。中医诊察：蛋白尿、血尿，神志清，精神差，面色晦暗，乏力，饮食可，二便调，夜眠可。舌暗红，苔薄白，脉弦。中医诊断：血尿。辨证：脾肾不足，瘀血阻滞。治法：健脾补肾，活血化瘀。方药：鹿衔草 20g，生益母草 15g，水蛭 8g，苍术 15g，黄柏 8g，生黄芪 50g，党参 18g，生熟地各 15g，牡丹皮 9g，茯苓 15g，生薏苡仁 30g，丹参 18g，鸡血藤 15g，蒲黄炭 12g，蜈蚣 1 条，三七粉 3g（冲服），泽兰 15g，泽泻 20g，杜仲炭 18g，青风藤 20g。7 剂，水煎服，每日 1 剂，分两次服用。

2010 年 4 月 2 日二诊：患者乏力较前好转，无双下肢水肿，复查尿常规：蛋白质（+），红细胞（+）。舌质较前变淡，苔薄黄，脉弦。上方水蛭加至12g，蜈蚣改为2条。7剂，水煎服，每日1剂，分两次服用。

2010年5月7日三诊：患者无明显不适，精神可。尿常规：蛋白质（-），红细胞（-）。血压：132/72mmHg。舌质红，苔薄白，脉弦。继续用原方巩固治疗。

按： 患者为中老年男性，年老体虚，少阴肾气不足，肾为一身之本，肾不足则脾不足，脾肾亏虚，则固涩封藏功能下降，精微外泄。脾肾不足，气虚推动血液运行能力下降，瘀血阻滞，影响肾脏微循环，故见血尿。患者舌暗红，苔薄黄，脉弦，皆为瘀血阻滞之象，中医辨证为脾肾不足、瘀血阻滞。治疗上多给予健脾益肾之品，如党参、黄芪、茯苓、生地黄、熟地黄、薏苡仁、杜仲炭，以加强固涩精微物质之功效。青风藤祛风湿、利小便、通经络，可以有效减轻免疫复合物在肾脏的沉积；同时给予活血化瘀药物，如益母草、鸡血藤、泽兰、丹参、三七粉；加用虫类药通络，如水蛭、蜈蚣，以改善微循环。值得注意的是，虫类药在使用时，应该从小量用起，防止其不良反应，在有效的情况下，再逐步加大用量。

【病例2】

张某，女，58岁，初诊日期：2013年6月17日。

现病史：患者出现眼睑及双下肢水肿1个月余。1个月前，患者无明显诱因出现眼睑及双下肢水肿，经休息未见缓解，就诊于首钢医院，尿常规：蛋白质（++），隐血

（+++++），未做肾穿刺，诊断为慢性肾炎综合征。为求中医治疗，遂来我院门诊就诊。中医诊察：眼睑及双下肢水肿，口苦，腰酸痛。舌暗红，苔薄白，脉弦细。中医诊断：水肿，腰痛。辨证：脾肾两虚，瘀浊阻滞。治法：健脾益肾，化瘀利浊。方药：生黄芪30g，紫丹参20g，水蛭8g，生地黄12g，茯苓15g，牡丹皮9g，泽泻15g，桑白皮20g，杜仲30g，青风藤15g，半枝莲15g，石韦15g，益母草20g，党参15g，炒白术12g，防己15g，薏苡仁30g，三七粉3g(冲服)，小蓟炭20g，藤梨根20g。7剂，水煎服，每日1剂，分两次服用。

2013年7月15日二诊：患者咽干、口干，食欲可，仍有眼睛发胀，双下肢发冷，多梦，舌暗红，苔薄白，脉弦细，重按无力。方药：生黄芪30g，紫丹参20g，沙参15g，生地黄12g，茯苓15g，牡丹皮9g，泽泻15g，怀牛膝10g，杜仲30g，青风藤15g，半枝莲15g，石韦15g，益母草20g，太子参15g，麦冬8g，防己15g，薏苡仁30g，三七粉3g，小蓟炭20g，藤梨根20g，首乌藤18g。7剂，水煎服，每日1剂，分两次服用。

2013年8月12日三诊：患者自觉双下肢沉重，眼胀，困倦乏力，心烦多汗。舌体胖，舌质暗，苔薄白，脉弦细。尿常规：蛋白质（+），红细胞（+++++）。辨证：脾肾两虚，瘀浊阻滞，兼肝阴不足。方药：生黄芪30g，太子参18g，生地黄12g，茯神15g，泽泻12g，牡丹皮8g，山萸肉15g，鳖甲15g(先煎)，浮小麦30g，防己15g，龟甲12g(先煎)，青风藤15g，石韦15g，益母草20g，蜈蚣1条，桑寄生

20g，三七粉 3g(冲服)，小蓟炭 18g，蒲黄炭 15g，川牛膝 8g。7 剂，水煎服，每日 1 剂，分两次服用。

2013 年 9 月 9 日四诊：患者仍口干咽干，困倦，食欲尚可。舌质淡红，苔薄白，脉弦细。尿常规：蛋白质（+），红细胞（+++++）。方药：生黄芪 30g，党参 18g，生地黄 12g，茯神 15g，泽泻 12g，牡丹皮 8g，山茱肉 18g，鳖甲 15g(先煎)，浮小麦 30g，藤梨根 8g，龟甲 12g(先煎)，青风藤 15g，石韦 15g，益母草 20g，蜈蚣 1 条，川牛膝 8g，三七粉 3g(冲服)，小蓟炭 18g，蒲黄炭 15g。7 剂，水煎服，每日 1 剂，分两次服用。

2013 年 10 月 14 日五诊：患者夜间抽筋，困倦乏力，眼胀，腰酸痛，舌暗红，苔薄白，脉弦细。尿常规：红细胞（+++），蛋白质（-）。方药：生地黄 12g，党参 18g，茯神 15g，牡丹皮 8g，益母草 15g，小蓟炭 18g，蒲黄炭 15g，藤梨根 18g，蜈蚣 2 条，山茱肉 12g，青风藤 15g，生黄芪 38g，三七粉 6g(冲服)，槐米炭 15g，杜仲 24g，桑寄生 20g，猪苓 20g，葛根 18g，桑枝 30g，鹿衔草 12g，桑白皮 30g，泽兰 15g，石韦 18g，巴戟天 15g。7 剂，水煎服，每日 1 剂，分两次服用。

2013 年 11 月 11 日六诊：患者无不适主诉。舌暗红，苔薄白，脉弦细。尿常规检查未见异常。

按：患者初诊主要表现为水肿、腰部酸痛，结合舌脉、辅助检查，一般多考虑与太阴少阴两经瘀血有关，病机主要为虚实夹杂，治疗上给予健脾益肾、化瘀利浊之法。二诊时，患者自觉咽干口燥，伴有多梦，辨证病在少阴厥阴两经,肝肾阴虚,寒热错杂,加用沙参、麦冬滋阴润燥,首乌藤养心安神,党参改为益气养阴的太子参。三诊时,患者仍有乏力困倦,下肢沉重,多梦,辨证同前,在原方基础上,使用作用更强的平厥阴肝经、潜阳之品,如龟甲、鳖甲,给予补肾少阴、益气之山萸肉;加蜈蚣活血通络,以降低尿蛋白。四诊方药基本同前,加用藤梨根以加强降尿蛋白之效。五诊时,患者蛋白尿已消失,仍有血尿,加用杜仲、桑寄生、巴戟天等补少阴肾经之品,从根本上逆转病机;同时针对血尿,在活血化瘀基础上,使用止血药物,如槐米炭,以降低尿中红细胞。经过积极治疗,至六诊,患者无不适,尿常规已经恢复正常。

【病例3】

陈某,女,28岁,初诊日期:2012年5月17日。

现病史:患者发现蛋白尿、血尿1年余。患者于1年前体检时发现蛋白尿(++),血尿(++++),眼睑及双下肢轻度水肿,血压正常,易疲劳。曾在外院就诊,未行肾穿刺检查,诊断为慢性肾炎。患者近日不慎外感,轻度咳嗽,舌红,苔薄白,脉浮,现来我院门诊就诊。中医诊断:水肿,少阳证合并太阴少阴病。辨证:脾肾不足,精微不固,兼有外感。治法:健脾益肾,和解少阳。方药:山药38g,生薏苡仁30g,石韦18g,炒白术12g,浙贝母10g,黄芩12g,党参15g,柴胡8g,茯苓15g,炒芡实18g,黄柏8g,车前子12g,乌药9g,甘草5g,桔梗15g,川牛膝10g。7剂,水煎服,每日1剂,分两次服用。

2012年6月14日二诊：患者自觉外感症状消失，双下肢水肿较前缓解，乏力，尿常规：蛋白质（+++）。舌红，苔薄白，脉弦细。辨证：肾阴亏虚，脾虚湿盛。治法：健脾益肾，清热利水。方药：生黄芪30g，丹参20g，党参15g，生地黄12g，茯苓15g，牡丹皮8g，泽泻12g，山萸肉12g，山药20g，炒芡实15g，金樱子12g，苍术15g，生薏苡仁30g，黄柏8g，蜈蚣1条，鹿衔草15g，青风藤15g。7剂，水煎服，每日1剂，分两次服用。

2012年7月12日三诊：患者仍有劳累感，口干，近日鼻炎发作。舌暗红，苔薄黄，脉细弱。方药：生黄芪30g，丹参20g，党参15g，生地黄12g，茯苓15g，牡丹皮8g，泽泻12g，山萸肉15g，山药20g，炒芡实15g，金樱子12g，苍术15g，生薏苡仁30g，黄柏8g，蜈蚣1条，鹿衔草15g，辛夷10g（包煎），石韦12g，青风藤15g，益母草18g，泽兰15g。7剂，水煎服，每日1剂，分两次服用。

2012年8月9日四诊：患者午后双下肢水肿，腰酸困，尿常规：蛋白质（+）。舌暗红，苔薄黄，脉细弱。方药：生黄芪30g，丹参20g，党参15g，生地黄12g，茯苓15g，牡丹皮8g，泽泻12g，山萸肉15g，山药20g，炒芡实15g，金樱子12g，苍术15g，生薏苡仁30g，黄柏8g，蜈蚣1条，鹿衔草15g，辛夷10g（包煎），石韦12g，青风藤15g，益母草18g，泽兰15g，桑寄生15g，三七粉3g（冲服），杜仲18g。7剂，水煎服，每日1剂，分两次服用。

2012年9月6日五诊：患者仍有午后水肿，偶有腰酸，较前缓解。舌质红，苔薄白，脉沉细。尿常规：蛋白质

(-)。方药：杜仲 24g，桑寄生 15g，生黄芪 30g，山萸肉 15g，茯苓 15g，牡丹皮 8g，苍术 18g，青风藤 15g，三七粉 3g(冲服)，益母草 24g，太子参 15g，山药 20g，生薏苡仁 30g，蜈蚣 1 条，猪苓 15g，琥珀 8g，乌药 8g，败酱草 18g，川续断 15g。7 剂，水煎服，每日 1 剂，分两次服用。

经过治疗，患者症状缓解，2012 年 10 月 11 日复查尿常规：蛋白质（-），微量蛋白尿 41.5mg/L。

按：患者本次发病因不慎外感，病入少阳，给予小柴胡汤和解少阳，清热利咽止咳，以祛除病因。方用生薏苡仁、山药、炒芡实、乌药、川牛膝健脾益肾，固涩精微；茯苓、石韦、车前子利尿，太阴少阴同治；石韦、车前子、黄柏清除下焦湿热，使邪祛而正安。二诊时，结合患者舌脉，中医辨证为肾阴亏虚、脾虚湿盛证，方药以六味地黄丸化裁，以健脾益肾、清热利水；二至丸补肾益气，固涩精微，减少蛋白外泄；同时黄柏、苍术、生薏苡仁清热利湿健脾；再加鹿衔草、青风藤抑制免疫，减少尿蛋白漏出。三诊时，患者鼻炎复发，故加辛夷，该药辛香通窍，是治疗鼻炎的要药。山萸肉改为 15g，以增补肾之力，缓解乏力，适用于虚劳、体质极差者。该患者正值壮年，结合舌脉，体质不至于太过虚弱，然患者肾病伤及太阴、少阴，出现乏力、易疲倦、脉细弱等症，故用之，临床使用从小量用起，以免用量过大而过于滋腻，影响气血运行。泽兰活血化瘀利水，针对病机使用。四诊时，患者反复外感发作，免疫力较低，尿常规仍有异常，加用杜仲、桑寄生等强腰健肾之品，三七粉活血化瘀，还可提高免疫力。五诊时，患者蛋白尿已转阴，但仍有不适症状，故增加杜仲、益母草用量；加用川续断补肾活血；加用琥珀、猪苓利尿通淋，以减轻水肿；加用败酱草清热解毒，清除体内余热，还可预防补益太多而化火；太子参补气养阴。

膜性肾病

膜性肾病又称膜性肾小球病或膜性肾小球肾炎,是以肾小球脏层上皮细胞下免疫复合物弥漫性沉积、肾小球基底膜增厚伴"钉突"形成为病理特征的肾小球疾病。临床上,膜性肾病分为特发性膜性肾病和继发性膜性肾病,且以特发性膜性肾病较常见,部分患者可自行缓解,预后不良因素包括严重蛋白尿、高血压、年龄大、男性和肾功能损伤;而继发性膜性肾病预后不良因素包括感染、自身免疫性疾病、药物、恶性肿瘤等。膜性肾病属于中医"水肿""尿浊""膏淋"范畴,病机多涉及太阳、太阴、少阴经,责之于脾、肾、膀胱正气不足,兼有邪实内阻,临床表现为水肿、尿少、乏力、恶心、纳差等。膜性肾病是导致终末期肾衰竭主要的肾小球疾病之一。目前,西医对膜性肾病缺乏有效的治疗方法,兹就中医辨治探讨如下。

一、中医辨治

1. 以补肾健脾为基本

膜性肾病多发病隐匿,病程缠绵,许多患者在发病初期往往无明显临床表现,体检发现异常或出现临床症状时可能已患病日久。笔者认为，膜性肾病多涉及太阴少阴两经，故脾肾两脏皆为根本，不可偏废。患者多有先天肾气不足或病久及肾。肾为一身之本，肾不足则脾不足，脾失运化，水液潴留，临床上表现为水肿、乏力、困倦、腰酸、腰痛等，故治疗以补肾健脾为基本方法，药用山萸肉、生地黄、熟地黄、怀牛膝、杜仲、桑寄生、续断等；若因肾阴不足，阴不潜阳，出现肝阳上亢，临床表现为头晕、头痛、面红赤、血压高等，应佐以天麻、钩藤、决明子等平肝潜阳之品。

对无明显症状患者，应将西医定量指标定性化，把理化指标异常纳入辨证，形成治疗体系。尿蛋白属精微物质，为肾虚失于封藏，精微外泄所致。脾主运化精微，土能制水，肾封藏必籍脾土，肾关方固，故治疗应以补脾肾为主。

2. 配合益气养阴之品

膜性肾病属太阴少阴经同病，患者病久耗气伤阴，或原属太阴脾气虚，经治疗水肿消退后出现伤阴，表现为气阴两虚。临床上，多数患者常服用肾上腺皮质激素、细胞毒性药物等温热之品，易发展为少阴热化证，久用则加重气阴不足，故患者多有气短、疲乏、手足心发热、盗汗、失眠、烦躁等症状。治疗上，合理使用黄芪、党参、女贞子、墨旱莲等益气养阴之品，对治疗膜性肾病尤为必要。

3. 注重活血祛瘀通络、清热止血

肾病之初，外邪易犯太阳、少阳两经。《素问·灵兰秘典论》云："三焦者，决渎之官，水道出焉。膀胱者，州都之官，津液藏焉，气化则能出矣。"三焦膀胱气化失常，肾络痹阻，瘀血内生。肾病日久，正气不足，气无以帅血，无法推动血液运行，血不能濡养各脏腑，则加重瘀血。又因患者阴虚内热，热邪灼伤阴液，血行受阻，严重影响肾脏功能。临床表现为腰痛、蛋白尿、血尿、舌暗红、脉涩。然而，若单纯使用活血化瘀之品治疗膜性肾病效果不尽如人意，究其原因，乃瘀血日久，病邪在络，肾脏络脉受阻，封藏失约，精微外泄，故见蛋白尿、血尿。因此，临证使用丹参、红花、赤芍等活血化瘀之品时，宜加用水蛭、蜈蚣、地龙等活血通络之品，方能收到良好的效果。蜈蚣对蛋白尿有较好的改善作用，可酌情使用。

在活血通络的同时，还应配伍凉血止血药物。杜雨茂教授认为，血尿多与血虚有热、瘀血阻络有关。若单纯使用凉血止血之品，易导致寒凝血滞，影响气血流通，故应配伍活血化瘀之品，则止血而不留瘀。唐容川《血证论》云："既是离经之血，虽清血鲜血，亦是瘀血。"血尿亦属离经之血，"瘀血不祛，新血不生"，故应祛瘀生新、祛瘀止血。临证可给予大蓟、小蓟、蒲黄炭、槐米炭、白茅根、仙鹤草等与活血药并用。

4. 兼顾清热利湿

肾脏疾病早期多与太阳外感有关，并常因外感邪气内陷而发病或使病情加重。膜性肾病初起多为太阳经表证，症见发热、微畏风寒、咳嗽、咽喉肿痛、口干而渴、舌尖红、脉浮数等。后在肾炎慢性水肿过程中，复感外邪，患者多阴虚内热，故成少阴热化证；或水肿日久，水液留于体内，郁而化热，加之口服大量肾上腺皮质激素等，导致湿热内盛，湿热胶结，氤氲熏蒸，疾病缠绵难愈，症见面红颧赤、口干、水肿、小便频急、大便不利、舌红、苔黄厚、脉弦细数。治疗应给予金银花、连翘、石韦、鱼腥草、紫花地丁、半枝莲、土茯苓等清热利湿之品，逆转病机，以缓解症状。

二、案例分析

【病例1】

王某，女，52岁，初诊日期：2008年9月18日。

现病史：患者出现双下肢轻度水肿2个月余。患者2个月前无明显诱因出现双下肢及眼睑水肿，皮肤瘙痒，无恶寒发热、多饮、多食、多尿、腰痛等。外院肾穿刺提示：膜性肾病Ⅲ期。经西医治疗，患者水肿症状稍有减轻。后患者为求中医治疗，遂来我院就诊。尿常规：镜检红细胞6~8个/HP，蛋白（++++），红细胞（++++），24小时尿蛋白定量3.948g。中医诊察：双下肢及眼睑水肿，多饮、多食、多尿，舌质红，苔薄，脉细。中医诊断：水肿。辨证：脾肾气虚，水湿阻滞。治法：补肾健脾，利水消肿。方药：生地黄18g，熟地黄18g，牡丹皮9g，泽泻15g，茯苓18g，黄芪50g，青风藤18g，鸡血藤15g，金樱子18g，炒芡实15g，槐米炭18g，蒲黄炭20g，三七粉3g(冲服)，蝉蜕15g，半枝莲15g，白蒺藜12g。14剂，水煎服，每日1剂，分两次服用。

2008年11月13日二诊：患者近期逐渐减少糖皮质激素及细胞毒性药物用量，水肿较前缓解，但自觉腰酸，偶有乏力、气短，饮食欠佳，舌质红，苔薄黄，脉滑细。尿常规：尿蛋白（++++），红细胞（++++）。24小时尿蛋白定量1.872g。中医辨证：气阴两虚，脾肾不足，兼有湿热内阻。治法：补肾健脾，利水消肿，清热祛湿。方药：生地黄18g，熟地黄18g，牡丹皮9g，泽泻15g，茯苓18g，生黄芪80g，青风藤24g，鸡血藤15g，金樱子18g，炒芡实15g，三七粉3g（冲服），薏苡仁30g，山楂40g，党参15g，菟丝子12g，血余炭10g，鹿衔草20g，苍术18g，黄柏8g，蝉蜕15g，紫草12g。14剂，水煎服，每日1剂，分两次服用。

2009年2月5日三诊：患者腰酸消失，乏力症状明显好转，偶有双下肢轻度水肿，舌暗红，苔薄白，脉涩。24小时尿蛋白定量0.912g。中医辨证：气阴两虚，脾肾不足，兼有瘀血。治法：补肾健脾，利水消肿，活血通络。方药：生地黄18g，熟地黄18g，牡丹皮9g，泽泻15g，茯苓18g，生黄芪80g，青风藤24g，鸡血藤15g，金樱子18g，炒芡实15g，三七粉3g（冲服），薏苡仁30g，续断15g，党参15g，半枝莲15g，血余炭10g，杜仲炭15g，水蛭8g。14剂，水煎服，每日1剂，分两次服用。

2009年4月9日四诊：患者无明显不适，24小时尿蛋白定量0.726g。

按：本案患者临床表现主要为水肿，尿常规检查异常，且排除糖尿病等继发疾病，肾穿刺结果诊断明确，结合舌脉，病属太阴少阴两经，病机多为脾肾气虚，水液代谢紊乱，停滞肌肤，形成水肿；太阳经外感风邪，正气不足，表虚不能抵御外邪，致皮肤瘙痒。治疗上给予生地黄、熟地黄、茯苓、黄芪、金樱子、炒芡实健脾益肾、利水消肿；槐米炭、蒲黄炭凉血止血；半枝莲清热解毒凉血，青风藤祛风湿、通经络、利小便，两药皆有抗炎作用，可辅助降低尿蛋白；鸡血藤活血化瘀，可改善肾脏微循环；三七粉活血止血，提高机体免疫力，预防外感。

二诊时，患者症状缓解，遂逐渐减少糖皮质激素及细胞毒性药物用量。由于糖皮质激素及细胞毒性药物类似中药温热之品，长期使用易致阴虚内热，与体内湿邪相结合，湿热蕴结，阻于下焦，故在原方基础上加苍术、黄柏、紫草、薏苡仁等清热祛湿。三诊时，患者24小时尿蛋白定量明显降低，症状减轻，舌暗红，脉涩，乃久病入络，故守方加活血通络之品，如水蛭。因患者已停用糖皮质激素及细胞毒性药物，故减少清热利湿药物，避免出现不良反应。

【病例2】

赵某，男，29岁，初诊日期：2020年1月4日。

现病史：患者出现间断双下肢水肿、蛋白尿3年余，诊断为膜性肾病、痛风、胃炎。尿微量白蛋白298.7mg/L，24小时尿蛋白定量1.07g（24小时尿量为2250mL）。血生化检查：尿酸479.8μmol/L，肌酐78.6μmol/L。中医诊察：双下肢水肿，腰痛，乏力，睡眠差，咽干、咽痛，舌质微暗，苔剥落，脉弦细缓。中医诊断：水肿。辨证：脾肾两虚，气阴不足。治法：补肾健脾，益气养阴。方药：生黄芪60g，太子参15g，熟地黄15g，牡丹皮10g，泽泻24g，山萸肉20g，山药30g，茯苓15g，益母草30g，水蛭6g，蜈蚣1条，炒芡实18g，莲须24g，金樱子12g，丹参30g，夏枯草30g。14剂，水煎服，每日1剂，分两次服用。

2020年2月7日二诊：患者仍有双下肢水肿，腰痛、乏力好转，咽干、咽痛减轻，舌质微暗，苔薄白，脉弦细缓。中医辨证：脾肾两虚，气阴不足。治法：补肾健脾，益气养阴。方药：生黄芪60g，太子参15g，熟地黄15g，牡丹皮10g，泽泻24g，山萸肉20g，山药30g，茯苓15g，益母草30g，水蛭12g，蜈蚣2条，炒芡实18g，莲须24g，金樱子12g，丹参30g，夏枯草30g，炒苍术18g，川牛膝24g，三七粉6g(冲服)，鹿角胶6g(烊化)，黄柏10g，知母15g。14剂，水煎服，每日1剂，分两次服用。

2020年4月3日三诊：患者双下肢水肿好转，腰痛、乏力明显好转，舌质红，苔薄白，脉弦细缓。尿微量白蛋白189.4mg/L，24小时尿蛋白定量0.39g（24小时尿量为1900mL）。

按：初诊时，患者24小时尿蛋白定量明显高于正常，水肿、乏力明显，治疗上给予补肾健脾、益气养阴之品，并加用收敛固涩药物，如莲须、金樱子、炒芡实，以减少尿蛋白；给予茯苓、泽泻等利水消肿；配合蜈蚣、水蛭等虫类药活血通络，改善肾脏微循环；为了防止补益太多而化火，给予夏枯草清热降火。二诊时，患者水肿仍明显，在原方基础上加三七粉、川牛膝，以增活血化瘀、利水之力；增加虫类药用量，以增祛瘀之力；加鹿角胶补肾益精；加黄柏、知母防止温热太过。

膜性肾病病机复杂，病情缠绵难愈，且易反复发作，临床属难治性肾小球肾炎，若控制欠佳，将发展为肾衰竭。笔者认为，膜性肾病缠绵难愈的主要原因为患者正气不足，病邪较深，病损较重，治疗难以取效。因此，治疗膜性肾病应长期坚持扶正祛邪治疗，方能取得满意的疗效。

【病例3】

赵某，男，35岁，初诊日期：2019年10月25日。

现病史：患者于2016年11月无明显诱因出现双下肢水肿，无血尿、乏力，诊断为肾病综合征。2017年12月肾穿刺检查结果提示：不典型膜性肾病，给予醋酸泼尼松片50mg口服治疗，每日1次，环磷酰胺注射液静脉滴注，尿蛋白逐渐降低。后因感冒病情多次反复，再次使用激素、环孢素胶囊、他克莫司等药物治疗。2019年8月13日检查结果如下，24小时尿蛋白定量0.16g，尿微量白蛋白68.73mg/L，尿素氮4.16mmol/L，肌酐80.6μmol/L，尿酸569μmol/L。既往有高脂血症、脂肪肝、高尿酸血症病史。中医诊察：双下肢轻度水肿，睡眠差，纳差，咳嗽，咳白色黏痰，咽干，咽痛，腰痛，乏力，舌质红，少苔，脉弦滑。中医诊断：水肿。辨证：肺脾两虚，肝肾不足，气阴两虚。治法：益气健脾，滋补肝肾，养阴清热。处方：参芪地黄汤化裁。方药：生黄芪30g，太子参15g，生地黄20g，山萸肉24g，牡丹皮12g，泽泻10g，山药30g，茯苓15g，水蛭3g，三七片10g，蜈蚣1条，青风藤30g，炒苍术15g，生薏苡仁24g，玄参20g，桑叶15g，龟甲15g(先煎)，地骨皮30g，石斛20g，威灵仙15g，炒芡实18g，金樱子

15g，莲须24g，莪术10g。7剂，水煎服，每日1剂，分两次服用。

2019年11月22日二诊：患者咽干、咽痛、腰痛、乏力好转，咳嗽、咳痰好转，仍有双下肢水肿，舌质微暗，苔薄白少津，脉弦细。方药：生黄芪30g，太子参15g，生地黄20g，山萸肉24g，牡丹皮12g，泽泻15g，山药30g，茯苓15g，水蛭3g，三七片10g，蜈蚣1条，青风藤30g，炒苍术15g，生薏苡仁24g，玄参20g，桑叶15g，龟甲15g(先煎)，地骨皮30g，石斛20g，威灵仙15g，炒芡实18g，金樱子15g，莲须24g，莪术8g，鹿衔草30g。7剂，水煎服，每日1剂，分两次服用。

2019年12月20日三诊：患者精神差，双下肢水肿好转，睡眠可，偶有盗汗，舌质微暗，苔剥脱，脉弦细弱。24小时尿蛋白定量0.1g，尿微量白蛋白45.5mg/L。方药：生黄芪50g，太子参15g，生地黄20g，山萸肉20g，牡丹皮12g，泽泻10g，山药30g，茯苓15g，水蛭5g，三七片10g，蜈蚣1条，青风藤30g，炒苍术15g，生薏苡仁24g，玄参20g，鹿衔草30g，龟甲15g(先煎)，地骨皮30g，黄柏10g，知母18g，炒芡实18g，金樱子15g，莲须24g，莪术6g。7剂，水煎服，每日1剂，分两次服用。

按：患者长期使用激素、细胞毒性药物，容易出现脾肾不足、气阴两虚证，兼有内热、瘀血阻络等证型，故出现水湿阻滞、乏力、眠差、腰痛等症状。方药以六味地黄丸为基础方，加用黄芪、太子参补气，玄参、石斛、地骨皮滋阴清热，蜈蚣、三七、水蛭、莪术活血通络，以改善肾脏微循环；加用金樱子、芡实，以降低尿蛋白。

二诊时，因患者蛋白尿反复发作，治疗效果欠佳，故增加泽泻用量至15g，加用鹿衔草30g，以抑制肾脏免疫反应，降低蛋白尿。三诊时，在原有治疗方案的基础上，加用黄柏、知母清虚热，引热入肾，使水火既济，继续给予健脾益肾、活血通络之品，以清除肾脏免疫复合物，降低尿蛋白。

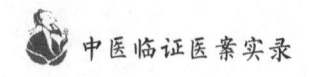

糖尿病肾病

糖尿病肾病属中医"消渴""水肿""虚劳"等范畴。中医认为本病主要是消渴日久，阴津持续耗伤，加之肾元禀赋有亏，肾阴不足，肝木失养，常肝肾阴虚，阴虚而阳亢；阴伤不止，同时耗气，形成气阴两伤，气虚失摄，精微外泄，出现尿多、尿浊等症。久则阴虚及阳，阴阳两伤，精微外泄增多，水湿气化不利，水液滞留，游溢肌肤，从而尿浊、水肿并见。如病情继续发展，肾体劳衰，肾用失司，气血俱伤，血脉瘀阻，浊毒内留，诸症四起，最终肾元衰败，五脏受损，升降失常，三焦阻滞，水湿、浊毒泛溢，转为气机逆乱之关格。

通过临床观察，笔者认为，该病病位以肾为中心，病机以气阴两虚、燥热内生为本，以湿浊内蕴为标。临床证型多见阴虚热盛证、气阴两虚证、脾肾两虚证、瘀浊阻络证、湿热下注证。

一、经验用药

黄芪：味甘，性微温，归脾、肺经，具有益气固表、利水消肿、补脾益肺的功效。现代药理学研究表明，黄芪可以通过提高蛋白激酶 B 活性、葡萄糖转运蛋白 4 转位，降低蛋白酪氨酸磷酸酯酶活性来控制血糖，同时可以发挥抗蛋白非酶糖化作用，抑制糖基化终产物产生，减少系膜细胞的增殖，延缓肾小球纤维化，从而起到保护肾脏的作用。黄芪还可以通过调控脂肪酸向线粒体转运，起到调节脂质代谢的作用。

丹参：味苦，性微寒，归心、肝经，具有活血调经、凉血消痈、安神的功效。该药可以通过改善血液流变，调节红细胞电泳率，降低肾脏水通道蛋白 2 的表达，升高水通道蛋白 1 的表达，从而改变微血管通透性，减轻肾脏病理损害。

水蛭：味咸、苦，性平，归肝经，可破血逐瘀消癥，改善局部微循环。水蛭含有水蛭素、肝素和抗血栓素等物质，不仅具有扩张血管、抗凝的作用，还具有降低血脂、保护血管内皮的作用。

鹿角胶：是鹿角经水煎熬浓缩而成的固体胶。味甘、咸，性温，归肝、肾经，可温补肝肾、益精血、止血。用于治疗阴疽效果可。

鹿角霜：是鹿角去胶质的角块。味咸、涩，性温，归肝、肾经，可温肾助阳、收敛止血。外用可治疗创伤出血、疮疡久不愈合等，效果可。用于治疗糖尿病足效果亦佳。

二、案例分析

【病例1】

何某，女，71 岁，初诊日期：2011 年 7 月 20 日。

现病史：双侧下肢及眼睑水肿2周。既往史：患者患2型糖尿病18年。患者18年前无明显诱因出现口渴、多饮、多尿，就诊于首钢医院，诊断为2型糖尿病，门诊口服二甲双胍片（具体用量不详）治疗，血糖控制尚可。7年前，患者无明显诱因再次出现口干、多饮，测血糖高于正常水平，后改用胰岛素注射液（具体用量不详）治疗，血糖控制仍不理想。2周前，患者在家劳累后突然出现双侧下肢及眼睑水肿，伴有下肢酸困，经休息后稍有缓解，偶有心慌、气短、胸闷、胸痛，无呼吸困难，不能平卧，无消瘦、性情急躁。尿常规：白细胞（+++），尿蛋白（+++），尿糖（+）。患者为求进一步诊治，遂来我院就诊。既往史：有冠心病病史3年。中医诊察：双下肢及眼睑水肿，下肢酸困，神志清，精神差，饮食可，二便调，夜眠可，舌暗红，苔薄腻，脉沉细。中医诊断：消渴。辨证：气阴两虚，脾肾不足，水湿阻滞。治法：益气养阴，健脾益肾，利水消肿。方药：生黄芪60g，丹参24g，炒芡实15g，金樱子12g，女贞子15g，墨旱莲18g，白术12g，泽泻18g，生地黄15g，牡丹皮10g，茯苓15g，山萸肉9g，猪苓15g，桑白皮18g，桂枝6g，车前草10g，细辛3g，白茅根24g，水蛭3g，怀牛膝15g，决明子30g。7剂，水煎服，每日1剂，分两次服用。

2011年8月3日二诊：患者双下肢仍有轻度水肿，大便每日2~3次，便稀，无大便溏泄、便血等，尿常规：白细胞（+++），红细胞（+），蛋白质（+++）。尿微量白蛋白200mg/L。舌暗红，苔薄稍腻，脉沉细。治法：益气养阴，活血化瘀，利水消肿。方药：生黄芪50g，丹参30g，炒芡实12g，金樱子12g，女贞子15g，墨旱莲18g，白术12g，泽泻18g，生地黄15g，牡丹皮10g，茯苓15g，山萸肉9g，猪苓15g，桑白皮18g，桂枝6g，车前草12g，细辛3g，白茅根24g，水蛭6g，怀牛膝15g，决明子30g，熟大黄12g(后下)，青风藤20g。7剂，水煎服，每日1剂，分两次服用。

2011年8月31日三诊：患者近日未诉明显不适，下肢水肿明显缓解，舌暗红，苔薄白，脉沉细有力。方药：生黄芪60g，丹参30g，炒芡实12g，金樱子12g，女贞子15g，墨旱莲18g，白术12g，泽泻18g，生地黄15g，牡丹皮10g，茯苓15g，山萸肉9g，猪苓15g，桑白皮18g，桂枝6g，车前草10g，细辛3g，白茅根24g，水蛭6g，怀牛膝18g，决明子24g。7剂，水煎服，每日1剂，分两次服用。

2011年9月28日四诊：患者未诉明显不适，尿常规：蛋白质（+），尿糖（-）。继续予原方口服。

按：糖尿病肾病在糖尿病的基础上发展而来，病程一般较长，病机复杂，常常是虚实夹杂，寒热并见。该病多以水肿、尿浊为主要表现，病位主要责之于太阴、少阴和三焦经，脾、肾、三焦与机体全身的水液代谢、精微固摄关系较为密切。因此，治疗以调理脾、肾、三焦为主。

水湿郁久易生热，热邪易伤阴耗气，患者尿中精微外泄，易导致正气不足。气虚易外感，加重病情；气虚则动力不足，血液循环受阻，瘀血阻滞，肾络受阻，则脏腑功能降低。脾肾脏腑功能不足，三焦通道受阻，气血运行不畅，形成恶性循环。总之，瘀血、湿浊凝聚成为病邪。因此，糖尿病肾病病机多与气阴两虚、脾肾不足、瘀血阻络有关。

糖尿病属于代谢紊乱疾病，发展到糖尿病肾病，常伴有高血压、高血脂等症，病机较为复杂。高血压、高血脂容易引起血管硬化、斑块形成，从而加重肾脏病变。因此，治疗上应该加用调理血压、血脂之品，改善肾脏供血，如决明子、怀牛膝。此外，糖尿病患者容易出现泌尿系感染，而且不易痊愈，常出现反复感染，久之损伤肾脏，加重局部病变。因此，对于该类患者，可以适当加用清利下焦湿热之品，如车前草、萹蓄、瞿麦等，将可能出现的局部感染及时清除，保护肾脏功能。

【病例2】

张某，女，53岁，初诊日期：2019年11月28日。

现病史：患者患糖尿病10年，口服降糖药物，血糖控制欠佳，空腹血糖7～9mmol/L，餐后2小时血糖10～12mmol/L，近1年逐渐出现尿蛋白（+++）。中医诊察：自觉乏力、气短，口干口渴，大便秘结，糖尿病足局部破溃，大小约3cm×2cm，舌暗红，苔薄白，脉沉细。中医诊断：消渴。辨证：气阴两虚，肺肾不足。治法：益气养阴，补肺益肾。方药：玄参30g，炒苍术15g，生黄芪30g，太子参18g，生地黄15g，牡丹皮10g，山萸肉20g，山药30g，虎杖12g，胡黄连8g，炒芡实24g，益母草30g，蜈蚣2条，当归18g，青风藤30g，乌药8g，泽泻15g。14剂，水煎服，每日1剂，分两次服用。

2019年12月12日二诊：患者乏力、气短较前稍有缓解，大便正常，仍有口干口渴，血糖较前稍有下降，糖尿病足破溃，大小约2cm×2cm，舌暗红，苔薄白，脉沉。方药：玄参30g，炒苍术15g，生黄芪30g，太子参18g，生地黄15g，牡丹皮10g，山萸肉30g，鹿角胶6g(烊化)，虎杖12g，胡黄连8g，炒芡实24g，益母草30g，蜈蚣2条，当归18g，青风藤30g，乌药8g，续断18g，紫苏梗8g。14剂，水煎服，每日1剂，分两次服用。

2020年1月2日三诊：患者乏力、气短较前明显缓解，大便可，口干口渴好转，食欲可，空腹血糖6~8mmol/L，餐后2小时血糖9~11mmol/L，糖尿病足破溃面愈合，舌暗红，苔薄白，脉沉。方药：玄参30g，炒苍术15g，生黄芪30g，太子参18g，生地黄15g，牡丹皮10g，山萸肉30g，鹿角胶6g(烊化)，虎杖9g，胡黄连8g，炒芡实24g，益母草30g，蜈蚣2条，当归18g，青风藤30g，乌药8g，续断18g，紫苏梗8g，莱菔子15g。14剂，水煎服，每日1剂，分两次服用。

按：患者患糖尿病多年，血糖控制欠佳，结合患者舌苔、脉象，给予六味地黄丸化裁，加用生黄芪、太子参等补益肺气之品，从根本上纠正病机。患者津液亏虚，大便干结，给予滋阴润燥、清热通腑之品，如虎杖、胡黄连、莱菔子等通腑泄热，使血糖水平逐渐恢复。患者因糖尿病导致肾损害，给予青风藤、炒芡实等，降低尿蛋白，保护肾脏；同时久病成瘀，给予蜈蚣、益母草、当归活血通络，

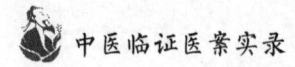

可保护肾功能，改善微循环。鹿角胶可用于治疗阴疽、糖尿病足，在辨证的基础上加用该药，对于促进疮面愈合效果尚可。

泌尿系感染

泌尿系感染急性期多见下焦湿热，病位多责之于太阳、少阳和少阴经，与下焦、肾、膀胱关系密切，病因多与感受外邪、湿邪阻滞、情志失调有关，病机以湿热下注为主，临床治疗以清利下焦湿热之品为主，常用八正散化裁。八正散清热利湿，专治下焦湿热，适用于急性期泌尿系感染患者。

临床上对于一些慢性泌尿系感染疾病，患者反复出现尿频、尿急、小便不适，甚至还伴有小腹部坠胀感，使用抗生素治疗均不能彻底缓解，化验尿常规提示白细胞计数未见异常，这种情况反复出现，让患者觉得痛苦异常，临床治疗也非常棘手。该类病证多是由于急性感染后未能彻底治疗，余邪未尽，正虚邪恋，疾病反复所致，病机多复杂多变，病位责之于肝、脾、肾、膀胱、下焦，治疗需仔细辨明病机，对症用药。还有部分患者，既往有过急性感染，且情绪紧张，思想压力较大，治愈后仍会自觉泌尿系不适，此时治疗上应给予疏肝清热之品，帮助患者舒缓情绪。需要注意的是，临床常见到患者两种情况兼有，并非单一出现。

一、经验用药

石韦：味苦、甘，性微寒，归肺、膀胱经，可清热利尿通淋。现代药理研究发现，石韦具有抗菌、抗炎作用，且细胞毒性较低。

萹蓄：味苦，性微寒，归膀胱经，具有利尿通淋、杀虫止痒的功效，可清利下焦湿热，止湿疹、湿疮之痒。研究发现，萹蓄可治疗尿道感染，与抗生素疗效相当，对临床减少抗生素使用有较大的意义。

瞿麦：味苦，性寒，归心、小肠经，可利尿通淋、活血通经，能泻心与小肠之火，导热下行。国医大师张琪教授使用栝楼瞿麦丸治疗难治性泌尿系统疾病的湿热证、寒热错杂证，临床取得较好的疗效。实验研究发现，瞿麦乙醇和水的提取物对痢疾杆菌、蜡样芽孢杆菌等均有较好的抑制效果。

泽泻：味甘、淡，性寒，归肾、膀胱经，可利水渗湿、泄热，能泄肾与膀胱之热，下焦湿热尤为适宜。

车前子：味甘，性寒，归肾、肝、肺、小肠经，可利尿通淋、渗湿止泻、清肝明目、清肺化痰。

车前草：为车前的全草，性味、归经、功效同车前子，还可清热解毒，用于治疗热毒痈肿。

二、病例分析

【病例1】

熊某，女，33岁，初诊日期：2012年5月17日。

现病史：患者出现反复尿频、尿急半年余。患者于半年前无明显诱因出现尿频、尿急、尿痛，伴腰酸、腰痛，当时就诊于外院，尿常规：白细胞（+++），红细胞（+），蛋白质（+）。诊断为泌尿系感染。中医诊察：尿频、尿急、小腹坠胀，伴有月经不调，面色萎黄，舌暗红，苔薄白，脉沉细。中医诊断：淋证。辨证：湿热下注，脾肾不足，肝郁气滞，兼有血瘀。治法：清热利湿，健脾益肾，疏肝理气，行气活血。处方：柴苓汤化裁。方药：柴胡8g，黄芩15g，党参15g，桂枝8g，生黄芪30g，炒白术12g，茯苓18g，萹蓄15g，乌药8g，川楝子6g，泽泻18g，益母草15g，半枝莲24g，石韦15g，鹿衔草12g，鱼腥草30g，川牛膝15g，桑寄生30g。7剂，水煎服，每日1剂，分两次服用。

2012年5月24日二诊：患者自觉尿频、尿急次数较前减少，小腹坠胀症状减轻，但仍有腰痛。尿常规：白细胞（++），红细胞（+）。舌暗红，苔薄白，脉沉细。方药：柴胡8g，黄芩15g，党参15g，桂枝8g，生黄芪30g，炒白术12g，车前草12g，萹蓄15g，乌药8g，川楝子6g，杜仲24g，益母草15g，半枝莲24g，石韦15g，鹿衔草12g，川牛膝15g，桑寄生30g。7剂，水煎服，每日1剂，分两次服用。

2012年6月7日三诊：患者病情缓解，无明显不适，尿常规正常。

按：患者患病日久，病机复杂，正邪交争，病久肝郁，气郁化火，故见月经不调，治疗上给予小柴胡汤合五苓散化裁，再加用清利下焦之品。方中半枝莲、石韦、鱼腥草、萹蓄清热利湿，缓解症状。此外，还需疏肝解郁，健脾利湿，从根本上缓解病机，再配合补肾益气之品，以缓解腰痛。方中乌药、川楝子寒热并用，疏肝理气，小量使用可以缓解小腹坠胀。二诊时，患者泌尿系症状缓解，停用泽泻、茯苓、鱼腥草，加用杜仲补肾强腰，车前草清热利尿。

慢性泌尿系感染症状缠绵不愈，多与湿邪阻滞有关，湿性重浊、趋下，日久难愈，治疗时还可以加用橘核、荔枝核等药物疏肝理气，散结祛湿，有助于缓解症状。

【病例2】

胡某，女，73岁，初诊日期：2021年12月24日。

既往史：患者有高血压病病史26年，有房颤病史9年余，平素口服美托洛尔片控制心率。2020年11月发现直肠肿物，未行特殊治疗。2021年11月8日因左侧肢体活动不利，诊断为脑梗死，行阿替普酶溶栓治疗后，进行康复治疗。中医诊察：尿频、尿急，伴有尿痛，无腰痛、下肢水肿及小腹坠胀，大便干，面色白，曾静脉使用抗生素治疗，效果欠佳，微生物培养未见异常，舌暗红，苔薄黄，脉沉细。尿常规检查：红细胞（++），白细胞（+++），蛋白质（+）。中医诊断：淋证。辨证：湿热下注，气滞血瘀。治法：清热利湿，行气活血。处方：八正散化裁。方药：通草9g，车前子15g(包煎)，萆薢15g，大黄6g(后下)，滑石15g，炙甘草9g，瞿麦10g，栀子10g，益母草24g，鹿衔草10g，丹参15g。7剂，水煎服，每日1剂，分两次服用。

2021年12月31日二诊：患者尿频、尿急次数较前明显减少，尿痛消失，大便2日1次，舌暗红，苔薄黄，脉沉细。尿常规检查：红细胞（++），白细胞（+），蛋白质（+）。方药：通草9g，车前子15g(包煎)，萆薢15g，大黄6g(后下)，滑石18g，炙甘草6g，瞿麦10g，栀子10g，茯苓15g，炒麦芽10g，丹参15g，仙鹤草15g，干姜3g。7剂，水煎服，每日1剂，分两次服用。

2022年1月14日三诊：患者无明显不适，尿常规检查无异常。

按：患者为老年女性，基础病较多，免疫力较低。本次发病后，患者使用抗生素治疗，但未见明显改善，微生物培养也未见异常，遂使用中药治疗。结合患者症状、体征及辅助检查，辨为湿热下注、气滞血瘀证，治疗上给予清热利湿、行气活血之法。八正散清利下焦湿热，促邪从小便排出；加用益母草、丹参，改善局部微循环，促进湿热消散。二诊时，患者白细胞明显减少，病情得以控制，加用仙鹤草提高免疫力，减少患者复发。另外，清热利湿药物药性偏寒凉，尤其对于老年人，容易伤及脾胃，患者已服药1周，故在原方基础上，给予健脾益胃、温中之品，既可防止寒凉太多伤脾，又可对寒凉药物起到反佐作用，使其更好地发挥作用。

【病例3】

王某，女，31岁，初诊日期：2019年10月20日。

中医诊察：患者尿频、尿急多日，反复发作，伴有腰酸痛，口腔溃疡大小约3mm×3mm，咽痛，月经量偏多，舌质淡红，苔薄白而润，脉弦细弱。尿常规：红细胞（+++），白细胞（++），蛋白质（+）。中医诊断：淋证。辨证：脾肾两虚，湿热下注。治法：健脾益肾，清热利湿。处方：无比山药丸化裁。方药：黄芪30g，茯苓15g，泽泻15g，生白术15g，山萸肉18g，巴戟天9g，菟丝子20g，杜仲15g，牛膝15g，炒芡实15g，金樱子15g，沙苑子15g，瞿麦24g，萹蓄20g，车前子15g，防己10g。7剂，水煎服，每日1剂，分两次服用。

2019年10月27日二诊：患者尿频、尿急较前好转，仍有腰酸痛、口腔溃疡，咽痛好转，夜尿次数多，舌质淡红，苔薄白而润，脉弦细弱。尿常规：红细胞（+），白细胞（++），蛋白质（+）。方药：黄芪30g，茯苓15g，泽泻15g，莲须20g，山萸肉18g，石韦30g，菟丝子20g，杜仲15g，牛膝15g，炒芡实15g，金樱子15g，沙苑子15g，瞿麦24g，萹蓄20g，车前子15g，防己10g，青风藤30g。7剂，水煎服，每日1剂，分两次服用。

2019年11月3日三诊：患者尿频、尿急减轻，腰酸痛好转，口腔溃疡消失，夜尿次数减少，舌质淡红，苔薄白，脉弦细弱。尿常规：红细胞（++），白细胞（+）。方药：黄芪18g，茯苓15g，泽泻15g，莲须20g，山萸肉18g，石韦30g，菟丝子20g，杜仲15g，牛膝15g，炒芡实15g，金樱子15g，通草10g，瞿麦24g，萹蓄20g，车前子15g，防己10g，青风藤30g，地黄炭18g，蒲黄炭20g。7剂，水煎服，每日1剂，分两次服用。

2019年11月10日四诊：患者尿频、尿急消失，腰酸痛明显减轻，夜尿次数减少，舌质淡红，苔薄白，脉弦细。原方7剂，水煎服，以巩固疗效。

按：患者泌尿系感染日久，加之月经量多，体质较弱，腰酸痛，脉弦细弱，诊断为淋证。一诊时，给予无比山药丸化裁以健脾益肾，方中茯苓、泽泻健脾利湿，山萸肉、巴戟天、菟丝子、杜仲益肾固涩，同时给予瞿麦、萹蓄、车前子清热利湿，缓解尿频、尿急症状。二诊时，患者症状较前缓解，加用石韦、莲须、青风藤清热利湿、健脾益肾；因患者口腔溃疡、咽痛，故去温阳之巴戟天。三诊时，患者泌尿系症状逐渐好转，但仍有血尿，且平素月经量较多，故加用地黄炭、蒲黄炭止血。四诊患者痊愈后，需加强体质锻炼，按时作息，提高免疫力，防止复发形成慢性肾盂肾炎，造成肾功能不全。

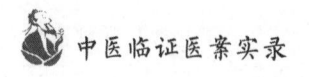

慢性肾功能不全

慢性肾功能不全在中医中称为"关格""虚劳",中医认为本病是由于水肿、淋证、癃闭等病反复发作,或迁延日久,脾肾阴阳衰惫,气虚不化,而致湿浊毒邪内蕴所致。本病以脾肾阴阳衰惫为本,以浊邪内聚成毒为标,病理上本虚标实,病位在太阴脾、少阴肾两经,病情发展可累及心、肝、肺等脏器,最终正不胜邪,发生内闭外脱、阴竭阳亡等变化。

临床常见证型包括脾肾阳虚型、脾肾气虚型、肝肾阴虚型、阴阳两虚型、瘀浊阻络型等,临床上对症用药多可获效。此外,中药外用,尤其是中药灌肠治疗在降低毒素、改善症状、提高患者生活质量方面有着不可替代的作用。常用灌肠方药如下:大黄30g,生牡蛎30g,六月雪30g,虎杖30g,蒲公英40g。用法:以上药物浓煎取300mL,高位保留灌肠,每日1次,每次150mL,每次约20min,连续治疗10天为1个疗程。主要功效为化瘀降浊、凉血排毒。

一、经验用药

六月雪:味淡、苦、微辛,性凉,入心、肝、大肠经,可清热解毒、祛风利湿。

大黄：味苦，性寒，归脾、胃、大肠、肝、心包经，可泻下攻积、清热泻火、止血解毒、活血祛瘀。大黄素等蒽醌类化合物可能是大黄治疗慢性肾功能不全的核心药效成分，可能通过 PI3K/Akt、HIF-1 等信号通路调控细胞凋亡，抑制细胞外基质合成，干预异常的脂质代谢，延缓慢性肾功能不全的进展。

二、病例分析

【病例1】

李某，男，47岁，初诊日期：2010年12月22日。

现病史：患者发现糖尿病12年余，乏力伴双下肢水肿4年。患者12年前无明显诱因出现口渴、多饮、多尿，当时患者每天饮水约10L，小便频，量多，测血糖高于正常（具体不详），诊断为2型糖尿病，予皮下注射胰岛素控制血糖治疗，血糖控制较差。患者半年内体重下降约40kg（基础体重为95kg）。此后，经严格控制血糖后，体重逐渐恢复至70kg。4年来患者逐渐出现双手麻木，双下肢水肿，全身乏力，腹泻、便秘交替出现，腹泻时每日大便10余次，可自行缓解。1年前，患者开始出现视物模糊，诊断为眼底出血，改用胰岛素泵控制血糖，诺和灵R基础用量32U，早14U、中9U、晚9U皮下注射，患者自诉血糖控制可。血常规：白细胞计数 6.21×10^9/L，血红蛋白 82g/L，血小板计数 144×10^9/L，快速血糖（随机）19.3mmol/L，糖化血红蛋白8.2%。血生化（12月17日外院检查）：总蛋白 55.1g/L，白蛋白 32.3g/L，尿素氮 14.59mmol/L，肌酐 280μmol/L，尿酸 444μmol/L，乳酸脱氢酶 404U/L，肌酸激酶 543U/L，总胆固醇 6.83mmol/L，低密度脂蛋白胆固醇 3.99mmol/L。患者为求进一步治疗，遂来我院就诊。既往史：高血压病病史 1 年，血压最高 200/100mmHg，间断服用硝苯地平片控制血压（用量不详），未监测血压。中医诊察：双下肢水肿，乏力，头晕，睡眠差，生活可自理，食欲佳，腹泻、便秘交替出现，小便频，夜尿 4～5 次，尿量可，舌质暗，苔薄白，脉细。中医诊断：虚劳。辨证：肾阳亏虚，湿浊阻滞。治法：温阳益气，化湿降浊。处方：真武汤加减。方药：生黄芪 30g，丹参 24g，水蛭 12g，干姜 10g，黑附片 15g(先煎)，茯苓 15g，赤芍 30g，槐米炭 12g，熟大黄 12g(后下)，当归 12g，何首乌 24g，六月雪 30g，虎杖 18g，桑白皮 20g，大腹皮 15g，车前子 15g，益母草 15g，炒薏苡仁 30g，决明子 30g。7 剂，水煎服，每日 1 剂，分两次服用。同时予中药灌肠以温脾行气、降浊化湿，降低尿素氮及肌酐水平，灌肠方药：蒲公英 20g，六月雪 30g，龙骨、牡蛎各 30g，干姜 10g，熟大黄 10g(后下)，木香 6g，吴茱萸 9g，茯苓 10g。7 剂，水煎后保留灌肠 30min，每日 1 次。

2011 年 1 月 5 日二诊：患者双下肢水肿稍有消退，仍有便秘、腹胀。监测空腹血糖 6.3mmol/L，餐后 2 小时血糖 9.7～10.2mmol/L，血压 140/80mmHg，舌质暗，苔薄白，脉细。继续予以中药温阳益气、化湿降浊，处方：真武汤化裁。方药：生黄芪 30g，丹参 24g，水蛭 12g，干姜

10g，黑附片 15g(先煎)，茯苓 15g，赤芍 30g，槐米炭 12g，大黄 12g(后下)，当归 12g，何首乌 24g，六月雪 30g，虎杖 18g，桑白皮 20g，大腹皮 15g，车前子 15g，益母草 15g，炒薏苡仁 30g，决明子 30g。7 剂，水煎服，每日 1 剂，分两次服用。由于患者便秘，故调整中药灌肠方以清热解毒、活血祛瘀，促进毒素排出，具体方药如下：蒲公英 40g，六月雪 30g，酒大黄 15g(后下)，桃仁 10g，当归 20g，柏子仁 20g，决明子 20g，丹参 30g。7 剂，水煎后保留灌肠 30min，每日 1 次。

2011 年 1 月 19 日三诊：患者未诉明显不适，昨日灌肠后大便 3 次，质软，无明显腹痛，双下肢水肿好转，舌淡暗，苔白，脉弱。故口服中药在原方基础上减少利水药，加温阳及燥湿药。方药：生黄芪 30g，丹参 24g，水蛭 12g，干姜 10g，黑附片 16g(先煎)，茯苓 15g，赤芍 30g，蜈蚣 1 条，大黄 12g(后下)，当归 12g，何首乌 24g，六月雪 40g，虎杖 18g，桑白皮 20g，苍术 10g，决明子 30g，益母草 15g，炒薏苡仁 30g。7 剂，水煎服，每日 1 剂，分两次服用。

2011 年 2 月 2 日四诊：患者未诉明显不适，灌肠后大便 2~3 次/日，质稀，色黄或黑，无明显腹痛，双下肢无明显水肿，血压 179/103mmHg，舌淡暗，苔白厚，脉弦。继续口服中药以温阳化气、化湿降浊、平肝潜阳。方药：生黄芪 30g，丹参 30g，水蛭 12g，干姜 10g，黑附片 16g(先煎)，茯苓 15g，赤芍 30g，蜈蚣 1 条，大黄 12g(后下)，当归 12g，何首乌 24g，六月雪 38g，虎杖 18g，桑白皮 20g，苍术 10g，决明子 30g，益母草 10g，炒薏苡仁 30g，葛根

30g，珍珠母 30g(先煎)。7 剂，水煎服，每日 1 剂，分两次服用。

2011 年 2 月 16 日五诊：患者外感后，自觉鼻塞、流黄涕，咽痛，灌肠后大便 1~2 次/日，质稀，量少。查体：血压 170/96mmHg，舌暗，苔黄厚，脉沉弦无力。血常规：血红蛋白 101g/L。肾功能检查：总蛋白 49.1g/L，白蛋白 30.9g/L，肌酐 356μmol/L，尿素氮 22.66mmol/L，尿酸 520μmol/L，肌酸激酶 325U/L。患者肌酐、尿素氮较前升高，结合脉证，考虑患者为太阳病，风邪外感，湿热阻滞，予祛风解表、活血化瘀、化湿降浊法治疗。方药：荆芥 6g，防风 6g，白芷 6g，独活 6g，茜草 10g，丹参 10g，生地榆 10g，赤芍 10g，菊花 15g，蒲公英 15g，决明子 15g，白花蛇舌草 30g，生黄芪 30g，杜仲 15g，牛膝 15g，桑寄生 30g，土茯苓 20g。7 剂，水煎服，每日 1 剂，分两次服用。继续予中药灌肠以清热解毒、活血祛瘀。方药：大黄 15g(后下)，白花蛇舌草 15g，丹参 30g，桂枝 15g，蒲公英 30g，桃仁 20g，紫花地丁 20g，当归 15g。7 剂，水煎后保留灌肠 30min，每日 1 次。

2011 年 3 月 2 日六诊：患者自觉症状好转，血压 137/95mmHg，双下肢无水肿。舌淡暗，苔白中心微黄，脉弦细滑。复查血常规：血红蛋白 113g/L，红细胞比容 33.6%。肾功能检查：总蛋白 54.2g/L，白蛋白 31.2g/L，肌酐 330μmol/L，尿素氮 19.47mmol/L，尿酸 430μmol/L，总钙 2.1mmol/L。继续给予中药灌肠及口服中药治疗，患者舌暗，舌苔较前变薄，脉较前有力。患者目前仍有瘀浊阻滞，予活血化瘀、化湿降浊法治疗。方药：荆芥炭15g，防风6g，白芷6g，独活6g，茜草10g，丹参10g，槐米炭15g，赤芍10g，菊花15g，蒲公英15g，七叶一枝花15g，白花蛇舌草30g，生黄芪30g，杜仲炭30g，牛膝15g，桑寄生30g，泽泻24g，白术15g，当归10g，决明子30g。7剂，水煎服，每日1剂，分两次服用。后患者继续在门诊治疗，病情稳定。

按： 该患者为中年男性，中焦脾胃虚弱，脾气不升，阳气不足，则见全身乏力，舌质淡暗；中焦气机阻滞，则见腹泻、便秘交替，舌苔白；中焦累及下焦，阳气不化湿浊，则见双下肢水肿，脉细无力。本病涉及脾、肾、三焦，病性属虚实夹杂，证属阳气亏虚、湿浊阻滞。

该病多病程较长，病情缠绵，病机多见虚实夹杂，主要治则为补虚祛实。该病虚证主要包括脾肾阳虚、肝肾阴虚、阴阳两虚，而邪实包括瘀血、痰浊、湿热等。脾肾阳虚多见怕冷恶风、腰膝冷痛、四肢不温、水肿等症，方用真武汤化裁，方中附子味辛、甘，性大热，走而不守，可温补心肾、回阳救逆；配以干姜守而不走，温中止呕，增强附子温阳之效。肝肾阴虚多见口干咽燥、手足心热、舌红少苔、脉细数等症，方用猪苓汤合二至丸化裁，临床使用时常将阿胶易为生地黄，以养阴生津、消除水肿。肾病发展到晚期，肾衰竭患者多为阴阳两虚证，表现为阴阳离决、冷汗淋漓、神志恍惚、舌暗红、苔厚腻、脉微无力等症，方用金匮肾气丸或济生肾气丸化裁。

患者久病肾气虚，脏腑功能下降，营养精微物质失于运转，则机体失养，正气不足；气虚则血液运行减弱，血行受阻，形成瘀血，肾络受阻失养，肾脏功能低下。临床多运用益气行气之品，如黄芪、党参、太子参、陈皮、紫苏梗、乌药，而少用木香、香附等辛香走窜之品，行气则伤阴，会使病机更加复杂。肾脏病血行不畅，瘀血阻络，肾脏微循环受阻，治疗除了使用当归、川芎、赤芍、丹参等活血化瘀药物外，还应加用水蛭、地龙、蜈蚣等活血通络之品，使肾络通畅，脏腑得以濡养。肾功能不全患者水液精微代谢障碍，导致水湿浊邪停滞于体内，或外溢肌肤，出现胸腹水、恶心、呕吐等症，治疗上用猪苓、茯苓、泽泻利水渗湿、利尿消肿，大黄、虎杖泄浊排毒，使邪祛正安。肾脏病日久难愈，邪毒瘀滞化热，与湿邪相合，形成湿热，郁积于肾脏，治疗上应给予清热利湿之品，如石韦、半枝莲、六月雪等，清热而不伤阴。

肾脏病晚期，肾脏病理多见肾小球硬化、纤维化及肾小管灶性坏死、萎缩等病理改变，随着肾小球、小管纤维化、萎缩的不断加重，肾功能逐渐下降，最终导致肾衰竭。研究显示，软坚散结药物对肾小球硬化、纤维化具有改善作用。因此，治疗上应该加用龟甲、鳖甲、黄药子等软坚散结之品，对于延缓肾小球硬化、保护肾脏功能具有重要作用。

【病例2】

张某，女，70岁，初诊日期：2019年11月28日。

既往史：患者有直肠恶性肿瘤病史3年，已经行手术治疗及放化疗。近1年出现慢性肾功能不全，血清肌酐137μmol/L，尿蛋白（++）。中医诊察：患者双下肢水肿，经休息后可以缓解，伴有乏力、气短，大便干，舌红，苔薄白，脉沉细。辨证：脾肾不足，瘀血阻滞。治法：健脾益肾，活血通络。处方：四君子汤合四逆汤化裁。方药：茯苓12g，炒白术10g，白芍20g，黑附片12g(先煎)，干姜10g，当归15g，六月雪30g，苍术15g，生薏苡仁30g，川牛膝15g，灵芝20g，藤梨根18g，虎杖15g，肉桂6g，鹿角胶6g(烊化)，水蛭3g，蜈蚣1条，生黄芪30g，太子参15g，胡黄连6g，甘草6g，山慈菇10g。7剂，水煎服，每日1剂，分两次服用。

2019年12月12日二诊：患者乏力、气短较前好转，大便通畅，双下肢水肿好转，舌红，苔薄白，脉沉。继续给予健脾益肾、活血通络之法治疗，方药：茯苓12g，炒白术10g，白芍20g，黑附片12g(先煎)，干姜10g，当归15g，六月雪30g，苍术15g，生薏苡仁30g，川牛膝15g，灵芝20g，藤梨根18g，虎杖10g，肉桂6g，鹿角胶6g(烊化)，水蛭3g，蜈蚣1条，生黄芪30g，太子参15g，胡黄连6g，甘草6g，山慈菇10g。7剂，水煎服，每日1剂，分两次服用。

按：患者肾功能不全，血清肌酐、尿蛋白均高于正常值，可能与既往肿瘤病史、放化疗等因素有关，治疗上应当健脾益肾、温补肾阳，同时给予六月雪、藤梨根等保护肾脏、降低毒素之品，还可通便，促进毒素从肠道排出。再给予太子参、黄芪、鹿角胶等药物补气养血，提升正气。针对患者既往肿瘤病史，加用灵芝，该药不仅可以提高免疫力，还可降低血脂；山慈菇、藤梨根可抑制肿瘤细胞，治疗原发病。

【病例3】

乔某，男，61岁，初诊日期：2020年1月10日。

既往史：患者有2型糖尿病15年、糖尿病视网膜病变12年、糖尿病肾病3年余、脑梗死病史16年、高血压病病史15年、冠心病病史9年。近日因感冒导致病情加重，遂入院治疗，血清肌酐302μmol/L，尿素氮15.6mmol/L，血白蛋白29g/L。尿蛋白（+++），尿糖（++）。24小时尿蛋白定量10.3g（24小时尿量1700mL）。中医诊察：胸闷、气短，腰部酸痛，乏力，全身水肿，下肢较重，尿中泡沫增多，大便干燥，舌质暗，苔薄白而润，脉弦细微滑。辨证：脾肾两虚，湿毒互结，瘀血阻络。治法：健脾益肾，化湿排毒，活血通络。方药：生黄芪40g，太子参18g，玄参30g，炒苍术10g，黑顺片15g(先煎)，土茯苓30g，生白术30g，川牛膝20g，干姜12g，六月雪30g，桃仁15g，枳实10g，决明子30g，虎杖18g，泽泻20g，大黄12g(后下)，蜈蚣2条，水蛭10g，青风藤30g，胡黄连6g，火麻仁24g。14剂，水煎服，每日1剂，分两次服用。

2020年1月24日二诊：患者水肿、乏力较前好转，胸闷明显改善，腰部酸痛稍有改善，大便可，舌质微暗，苔薄白，脉弦细。血清肌酐260μmol/L，尿素氮11.84mmol/L，血白蛋白23g/L。尿蛋白（+），尿糖（+）。继续给予中药口服，方药：生黄芪30g，太子参18g，玄参30g，炒苍术10g，黑顺片15g(先煎)，土茯苓30g，生白术30g，川牛膝20g，干姜12g，六月雪30g，桃仁12g，枳实10g，决明子30g，虎杖18g，泽泻20g，大黄12g(后下)，蜈蚣2条，水蛭10g，青风藤30g，胡黄连6g。14剂，水煎服，每日1剂，分两次服用。

按：患者患有糖尿病肾病、肾功能不全，肌酐、尿素氮、尿蛋白均高于正常值，中医辨证属脾肾不足，治疗上给予健脾益肾之品，同时患者舌质暗，久病成瘀，故加用活血通络之品，尤其是虫类药，可改善患者微循环。患者大便干，不利于毒素排出，故给予通便药物，使毒素从大便排出，降低血液中肌酐、尿素氮水平。

下篇

内科杂病篇

发　热

发热可见于多种疾病，为体内正邪相争的外在表现形式之一。中医主要是根据病邪的不同部位进行辨证论治，结合不同经络之邪气，祛邪外出，调理脏腑，从而使机体恢复正常。发热一般是机体对于病邪的正常反应，适当的发热如体温在38.5℃以下者，有助于提高机体抗病能力，短时间内并不需要进行退热治疗，应给机体自体抗病的机会。

一、中医辨治

1. 发热初期，多与外感有关

外邪或疫毒从皮毛或口鼻侵犯人体，使肺卫失和而发病。外感风寒者，多见于一般体质或阳虚体质，多在冬季或夏季发病，治疗代表方剂有麻黄汤、桂枝汤。风热感冒者，多见于一般体质或阴虚、阳盛体质，春季易发病，治疗代表方剂有桑菊饮、银翘散、麻杏石甘汤等。

2. 病后低热，多为余邪未尽

伤寒、温病、暑病后，余热未清，气阴两伤，容易出现气短神疲、口干喜饮、身热多汗、心胸烦热等症，治疗

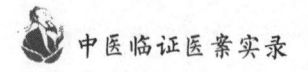

上给予清热生津、益气和胃之品，方用竹叶石膏汤。

3. 热入营血多见于久病，病邪入里

热邪入卫分、气分，机体未能及时清除热邪，邪气入里，进入营血，表现为身热夜甚、烦渴、大便秘结、小便黄赤，舌质红，苔黄，脉数，治疗上给予清营汤、犀角地黄汤等。

二、经验用药

麻黄：味辛、微苦，性温，归肺、膀胱经，可发汗解表、宣肺平喘、利水消肿。其中，生麻黄偏于发汗解表，炙麻黄偏于平喘。

柴胡：味苦、辛，性微寒，归肝、胆、肺经，可疏散退热、疏肝解郁、升阳举陷。对于少阳发热具有较好的退热作用。

石膏：味辛、甘，性大寒，归肺、胃经，可清热泻火、除烦止渴、收敛生肌。对于高热口渴患者，无论邪在气分、血分，都可与其他药物配合使用，如三石汤，可清热利湿、宣通三焦。临床使用时，应打碎先煎。石膏与粳米同煎，有利于药物有效成分的溶出。

水牛角：味苦，性寒，归心、肝经，可清热凉血、解毒定惊，可用于治疗温病高热、神昏谵语、惊风等症。研究发现，水牛角粉热提液均具有解热、镇静、促凝血作用。

三、病例分析

【病例1】

权某，男，50岁，初诊日期：2012年4月10日。

现病史：患者近1周咳嗽、咳黄稠黏痰，口苦咽干，发热，体温最高达39℃，汗出后体温可降到37.5℃，在家进行雾化排痰治疗，食欲差，言语不利。既往史：2012年3月12日脑外伤病史，气管切开术后。中医诊察：发热，咳嗽，咳痰，舌红，苔薄黄，脉数。中医诊断：发热。辨证：少阳病。治法：疏风散热，和解少阳。方用小柴胡汤合桔梗甘草汤化裁。方药：柴胡15g，黄芩18g，太子参15g，法半夏12g，牡丹皮8g，竹叶10g，生石膏60g(先煎)，知母12g，浙贝母12g，茯苓15g，炒白术10g，胆南星8g，蒲公英24g，桔梗15g，甘草6g，薏苡仁15g。7剂，水煎服，每日1剂，分两次服用。

2012年4月17日二诊：患者热退，体温正常，仍有咳嗽，痰多痰黏，不易排出，言语低微，吐字较前清楚，舌红，苔黄，脉弦。方药：柴胡15g，黄芩18g，太子参15g，法半夏12g，牡丹皮8g，竹叶10g，枳壳15g，陈皮15g，浙贝母12g，茯苓15g，炒白术10g，胆南星8g，白芍15g，桔梗15g，甘草6g，薏苡仁15g。7剂，水煎服，每日1剂，分两次服用。

2012年4月24日三诊：患者咳嗽好转，仍有痰多，容易排出，饮食可，舌质红，苔薄黄，脉弦。方药：柴胡15g，黄芩18g，太子参15g，法半夏12g，牡丹皮8g，竹叶

10g,枳壳15g,陈皮15g,浙贝母12g,茯苓15g,炒白术10g,胆南星8g,白芍15g,桔梗15g,甘草10g,薏苡仁15g,化橘红10g。7剂,水煎服,每日1剂,分两次服用。

按:患者为脑外伤术后,发热,咳嗽,咯黄稠黏痰,食欲差,口苦咽干,辨证为少阳证,治疗上给予小柴胡汤合桔梗甘草汤加减。患者为气管切开术后,容易出现肺部感染,给予蒲公英、生石膏、竹叶等清热解毒,胆南星清热祛痰,以改善患者的意识状态,配合浙贝母止咳化痰。患者痰多,需雾化排出,给予六君子汤健脾燥湿化痰,减少痰液生成。

二诊时,患者热退,但仍痰液多,痰黏不易排出,易影响肺的宣发肃降功能,导致反复肺部感染。因此,本次诊疗中,化痰、排痰是关键,故在原方的基础上加用健脾利湿之品,同时加用枳壳、桔梗、白芍,意在稀释痰液,促进痰液排出。

三诊时,患者痰液较前减少,质清稀。对于脑损伤伴有气管切开的患者,容易出现反复发作的发热、咳嗽、痰多等肺部感染症状,尤其是痰多的治疗,一直是临床治疗的难点。经过中药联合抗生素治疗后,患者的痰液减少,但是停药后容易复发。"脾为生痰之源,肺为贮痰之器",治疗上多用健脾燥湿、宣发肃降肺功能之品,同时需要加用稀释痰液、促进排痰之品。对于卧床患者,还要加强翻身拍背、呼吸康复等辅助治疗,以改善患者肺功能。

【病例2】

刘某，女，80岁，初诊日期：2019年12月10日。

现病史：患者10天前开始发热，体温最高39℃，昼轻夜重，伴有咳嗽、咳黄稠黏痰，在某三级甲等医院住院治疗，静脉滴注高级别广谱抗生素，但仍高热不退，痰多，意识不清，腹胀，便秘，鼻饲饮食，消化不良。中医诊察：发热，咳嗽，咳痰，意识不清，舌红，苔白厚，脉数。中医诊断：发热。辨证：热入营血，伴有痰湿。治法：清营凉血，健脾利湿。方用清营汤合三石汤化裁。方药：水牛角30g(先煎)，生地黄15g，金银花24g，连翘15g，玄参15g，黄连6g，淡竹叶30g，牡丹皮10g，麦冬15g，滑石15g，广藿香10g，胆南星6g，薏苡仁15g，茯苓15g，生石膏50g(先煎)。7剂，水煎服，每日1剂，分两次服用。

2019年12月17日二诊：患者服药第3日即热退，偶有咳嗽、痰多，痰色白，大便干结，意识较前好转，舌红，苔白，脉弦。方药：水牛角30g(先煎)，生地黄18g，金银花24g，连翘15g，玄参15g，黄连6g，淡竹叶30g，牡丹皮10g，麦冬15g，胆南星6g，生石膏30g(先煎)，胡黄连8g，桔梗15g，茯苓15g，广藿香10g，甘草9g。7剂，水煎服，每日1剂，分两次服用。

2019年12月24日三诊：患者发热未反复，咳嗽好转，仍有白痰多，大便通畅，意识好转，舌质红，苔薄黄，脉弦。方药：茯苓15g，炒白术10g，陈皮15g，橘红15g，法半夏8g，甘草9g。7剂，水煎服，每日1剂，分两次服用，善后治疗。

按：患者发热时间较长，昼轻夜重，热入营血，方用清营汤加减，以清除营血热邪。患者采用抗生素治疗效果欠佳，邪热壅盛，故给予三石汤，以清除三焦热邪，退热效果明显。患者鼻饲饮食，舌苔白厚，意识不清，考虑有痰湿阻滞，故给予健脾利湿之茯苓、广藿香、薏苡仁等药。

二诊时，患者热退，为防止病情反复，继续给予清营汤口服。患者为老年女性，体质较弱，为防止苦寒伤脾胃，停用滑石。患者咳嗽、咳痰，给予桔梗甘草汤口服，以止咳化痰。患者便秘，考虑出现阳明腑实证，给予胡黄连清虚热、通便。

《温热论》曰："在卫汗之可也，到气才可清气，入营犹可透热转气……入血就恐耗血动血，直须凉血散血。"患者病久，邪入营血，此时如果给予疏风散热之品，效果欠佳，而应该用药直入营血，清除热邪。在急症治疗方面，中药只要辨证准确，用药对证，往往效如桴鼓。中医认为，中药使用苦寒之品，应该中病即止，防止苦寒伤及脾胃，导致脾失运化、生痰过多。因此，该病的治疗及善后应给予健脾利湿之品，提高患者的脾胃运化功能及机体免疫力。此外，方中黄连与胡黄连虽只有一字之差，但功效大相径庭，两者性味都偏凉，黄连清热燥湿，可用于治疗胃肠湿热导致的腹泻；而胡黄连可清虚热、消积食，还可用于通便，治疗阳明腑实证。胆南星可清热化痰、息风止痉，临床可用于治疗痰热壅盛引起的意识不清等症。

咳　嗽

咳嗽可见于西医之肺部感染、慢性支气管炎、坠积性肺炎、肺气肿等疾病，临床表现为咳嗽、咳痰、发热、气短、气喘等症状，尤其对于长期卧床患者，容易反复发作，病情逐渐进展，最终导致呼吸衰竭，严重危及患者的生命安全。

临床上，咳嗽一般可以分为外感和内伤两个方面。外感引起的咳嗽多伴有发热、头痛、恶寒等，起病较急，病程较短。内伤所致的咳嗽一般无外感症状，多由脏腑功能失调引起，起病慢，病程长。无论是外感还是内伤所致的咳嗽，均会累及肺脏受病，由肺失宣肃所致。

外感咳嗽多属于邪实，为外邪犯肺、肺气郁闭所致，表现为风寒犯肺、风热犯肺或燥邪伤肺等情况。若不能及时使邪外达，可进一步演变转化。内伤咳嗽多属邪实与正虚并见，脏腑内伤，则肺脾两虚，痰浊易滋生发为痰湿；病久及肾，肾不纳气，由咳至喘。内生痰湿，遇外感热化，则可表现为痰热咳嗽。若寒化，则可表现为寒痰咳嗽。肺阴不足，燥邪伤肺，阴虚火旺，伤阴灼津，肺失濡润，亦可见咳嗽。

外感咳嗽与内伤咳嗽还可相互影响，外感病久则容易伤正，邪实转为正虚。内伤咳嗽，卫外不固，易受外邪引发或加重，特别在气候变化时尤为明显。因此，咳嗽虽有外感、内伤之分，但两者又可互为因果、相互转化。

一、经验用药

桔梗：味苦、辛，性平，归肺经，可宣肺利咽、祛痰排脓。

枇杷叶：味苦，性微寒，归肺、胃经，可清肺止咳、和胃降逆、止渴。

浙贝母：味苦，性寒，归肺、心经，可清热散结、化痰止咳。

川贝母：味苦、甘，性微寒，归肺、心经，可止咳化痰、清热散结、润肺。

白果：味甘、苦、涩，性平，有毒，归肺、肾经，可敛肺定喘、止带浊、缩小便。

半夏：味辛，性温，有毒，归脾、胃、肺经，可燥湿化痰、降逆止呕、消痞散结。

细辛：味辛，性温，归心、肺、肾经，可祛风散寒、通窍止痛、温肺祛痰。

二、病例分析

【病例1】

王某，男，65岁，初诊日期：2021年1月8日。

既往史：患者有高血压病病史30年、高脂血症病史10

年，有脑梗死、2型糖尿病病史。中医诊察：咳嗽，咳痰，痰色黄，伴有气短、乏力，恶热，咽痛，大便干结，伴有排便无力，食欲差，睡眠可，舌暗红，苔黄腻，脉弦数。中医诊断：咳嗽。辨证：痰热壅肺。治法：清热化痰止咳。方用银翘散化裁。方药：金银花12g，连翘15g，大黄6g(后下)，芦根30g，淡竹叶12g，化橘红12g，陈皮12g，厚朴12g，甘草15g，牛蒡子10g，桔梗15g，鱼腥草30g。7剂，水煎服，每日1剂，分两次服用。

2021年1月15日二诊：患者仍咳嗽、痰多，气短、乏力较前减轻，大便每日1次，便秘、腹胀好转，夜尿次数多，每晚5~6次，每次量少，食欲好转，舌暗红，苔黄稍厚，脉弦。方药：金银花10g，连翘15g，陈皮15g，芦根30g，化橘红12g，山药15g，益智仁15g，乌药15g，黄芩12g，鱼腥草30g，山萸肉15g，茯苓18g，大黄6g(后下)。7剂，水煎服，每日1剂，分两次服用。

2021年1月22日三诊：患者咳嗽较前明显缓解，偶有干咳，咽痛，乏力、气短好转，活动后仍明显，食欲可，夜尿频，每晚3~4次，大便可，每日1次，舌红少苔，脉沉弦。方药：北沙参15g，麦冬15g，乌药12g，生地黄24g，薄荷10g(后下)，牛蒡子10g，胖大海10g，木蝴蝶9g，益智仁12g，菟丝子15g，山药15g，覆盆子15g，山萸肉15g。7剂，水煎服，每日1剂，分两次服用。

按：方中金银花、连翘辛凉透表、清热解毒，淡竹叶清上焦热，芦根清热生津，还可以改善糖尿病患者的消渴症状，加用化橘红、陈皮、甘草止咳化痰、理气宽中，厚朴燥湿消痰、下气除满，改善患者腹胀；大黄通便，鱼腥草清热解毒、利尿除湿，改善患者咳嗽、痰多症状。现代药理研究发现，应用大量鱼腥草可治疗肺部感染，具有较强的杀菌作用。患者咽痛，给予桔梗、牛蒡子清热利咽、止咳。诸药合用，减轻患者肺部感染症状。

二诊时，患者仍有痰多，加用茯苓、山药健脾益气，减少痰液生成。患者夜尿频，加用乌药、益智仁可减少小便次数，还可改善认知功能。患者仍有乏力、气短，故加用山萸肉补益肝肾。

三诊时，患者出现肺阴不足之症，治疗上给予增液汤补充津液，改善干咳、少痰症状。患者咽痛，给予牛蒡子、胖大海、薄荷等利咽止痛之品。患者有乏力、气短症状，属于肺肾气虚、肾不纳气，给予山萸肉、山药健脾补肾之品。患者夜尿频、次数多，故加用金樱子、菟丝子、覆盆子等补肾、收敛固涩之品，减少夜尿次数。

【病例2】

高某，男，57岁，初诊日期：2021年7月14日。

既往史：患者有高血压病病史10余年、脑出血病史1年，有肺部感染病史。中医诊察：咳嗽，咳痰，痰多，痰色黄白相间，有认知障碍，意识欠清，伴有口水多，怕冷，大便排便无力，鼻饲进食，睡眠尚可，舌暗红，苔白腻，脉沉细。中医诊断：咳嗽。辨证：寒湿犯肺。治法：温阳化痰，止咳利肺。方用四逆汤化裁。方药：黑顺片10g(先煎)，干姜5g，炙甘草10g，桔梗15g，石菖蒲12g，化橘红15g，陈皮15g，厚朴12g，枳实15g。7剂，水煎服，每日1剂，分两次服用。

2021年7月21日二诊：患者咳痰量明显减少，仍有咳嗽，伴有口水多，排便稍有好转，鼻饲进食，有认知障碍，意识欠清，舌暗红，苔白厚，脉沉。方药：黑顺片10g(先煎)，干姜5g，炙甘草10g，桔梗15g，石菖蒲12g，化橘红15g，陈皮15g，厚朴12g，枳实15g，细辛3g，煅瓦楞子20g(先煎)，茯苓15g。7剂，水煎服，每日1剂，分两次服用。

2021年7月28日三诊：患者咳痰明显减少，偶有口水呛咳，夜间平卧时加重，大便较前好转，意识较前稍有好转，可简单执行指令，舌暗红，苔薄白，脉沉。方药：黑顺片15g(先煎)，干姜5g，炙甘草10g，桔梗15g，石菖蒲12g，化橘红15g，陈皮15g，厚朴12g，枳实15g，细辛3g，煅瓦楞子20g(先煎)，茯苓15g，炒白术15g。7剂，水煎服，每日1剂，分两次服用。

按：方中黑顺片、干姜温阳利湿，从患者的基本病机进行治疗；桔梗、炙甘草止咳化痰，橘红、陈皮健脾利湿、化痰；厚朴、枳实促进肠道蠕动，改善排便无力症状；石菖蒲醒神开窍，改善患者认知障碍、意识状态。

二诊时，患者咳痰较前明显好转，在原有温阳治疗基础上，加用细辛温肺祛痰，增强四逆汤的功效。患者口水多，考虑与脾虚有关，给予茯苓、陈皮健脾利湿。因患者意识欠清，张口呼吸，有吞咽障碍，容易出现胃内容物反流、误吸，给予煅瓦楞子制酸，防止胃食管反流。

三诊时，在原有治疗上，加大黑顺片用量，增强温阳之力，患者仍有口水多，与脾虚湿盛有关，还与患者长期张口呼吸、吞咽障碍有关，治疗上给予健脾利湿、止唾治疗。患者症状逐渐好转，下一步治疗以继续提高患者认知和意识水平为主，促进患者能够主动配合咳痰、呼吸康复，有利于疾病的恢复。

【病例3】

李某，男，53岁，初诊日期：2021年9月30日。

既往史：患者有高血压病病史20余年、高脂血病史2年余、糖耐量异常2年余。2021年2月25日，患者因"斜坡占位、脑膜瘤可能"在外院行"全麻下远外侧入路斜坡肿瘤切除术"。中医诊察：咳嗽，痰多色白，精神弱，易烦躁，睡眠差，大便干，需药物辅助排便，尿管已经拔除，可自行排尿，体重较前下降，意识清，认知障碍，口水多，舌红苔黄白相间，脉沉。中医诊断：咳嗽。辨证：痰湿阻滞，虚热内扰。治法：健脾利湿，清热泻火。方药：茯苓30g，陈皮30g，浙贝母10g，枇杷叶15g，桔梗15g，化橘红15g，清半夏9g，苦杏仁12g，大黄6g(后下)，淡豆豉10g，栀子10g。7剂，水煎服，每日1剂，分两次服用。

2021年10月14日二诊：患者仍有咳嗽，痰色白，痰量较前减少，仍有口水多，伴有夜间烦躁，排便较前好转，鼻饲进食，舌红苔黄白相间，脉沉。方药：茯苓30g，陈皮30g，浙贝母10g，枇杷叶15g，桔梗15g，化橘红15g，清半夏9g，苦杏仁12g，大黄6g(后下)，淡豆豉10g，栀子10g，黄连6g。7剂，水煎服，每日1剂，分两次服用。

2021年10月21日三诊：患者咳嗽、咳痰明显好转，烦躁减轻，仍有口水多，容易引起呛咳，大便每日1次，便干，舌红苔薄，色黄白，脉沉。方药：茯苓30g，陈皮30g，浙贝母10g，枇杷叶15g，桔梗15g，化橘红15g，清半夏9g，苦杏仁12g，大黄9g(后下)，砂仁10g(后下)，佩兰10g，黄连6g。7剂，水煎服，每日1剂，分两次服用。后患者咳嗽、咳痰症状消失，停服中药。

按：方用二陈汤健脾利湿、祛痰；加用浙贝母、枇杷叶、苦杏仁利肺止咳。患者兼有虚热内扰，加用栀子豉汤除烦泻火；兼有大便干，加用大黄促进排便。

二诊时，患者痰量较前减少，但舌苔仍黄白相间，伴有烦躁，属湿热内蕴，在原有治疗上加黄连6g以清热利湿。

三诊时，患者肺部症状较前减轻，痰量减少，但仍有便干，考虑肺与大肠相表里，继续增加大黄用量，促进排便。患者仍有脾虚湿盛的临床表现，治疗上加用健脾利湿之品，如佩兰、砂仁。患者烦躁减轻，故去淡豆豉、栀子。

喘 病

喘病属西医的喘息性支气管炎、心源性哮喘、呼吸窘迫综合征等，是由肺失宣降、肺气上逆或肺肾功能失常导致的，以呼吸困难，甚至张口抬肩、鼻翼扇动、不能平卧等为主要临床表现的一种常见病证。该病可出现在多种急、慢性呼吸道疾病中。

喘病可由多种疾病引起，可分为外感和内伤两个方面。外感为六淫侵袭，内伤由饮食、情志，或久病、劳欲所致，病因包括外邪侵袭、饮食不当、情志失调、久病劳欲；病位主要在肺和肾，与心、肝、脾有关。肺主气，司呼吸，外合皮毛，为五脏之华盖，外邪袭肺，或他脏病气犯肺，皆可致肺失宣降，气逆而喘。肾主纳气，为气之根，与肺协同以维持正常呼吸。本病的严重阶段可病及于心，见心气、心阳衰惫，鼓动血脉无力，血行瘀滞，甚至出现亡阳、亡阴的病情，危及生命。

本病的治疗分为虚实两个方面。实喘多为外邪、痰浊、肝郁、邪壅肺气而致宣降不利而成；虚喘多为精气不足、气阴亏耗而致肺肾出纳失常所致，治以肺、肾为主。实喘可分为风寒闭肺证、表寒里热证、痰热壅肺证、痰浊阻肺证、水凌心肺证；虚喘可分为肺气虚证、肾气虚证、脱证。

一、经验用药

麻黄：味微苦、辛，性温，归肺、膀胱经，可发汗解表、宣肺平喘、利水消肿。不同炮制方法对麻黄发汗与平喘药效的影响不同。生麻黄的发汗作用较强，其中有效成分为挥发油与醇溶性；麻黄蜜炙后平喘功效较强，其中有效部位为生物碱与挥发油。

蛤蚧：味咸，性平，归肺、肾经，可助肾阳、益精血、补肺气、定喘嗽，能增强机体免疫功能、解痉平喘、抗炎、降低血糖水平。

沉香：味辛、苦，性微温，归脾、胃、肾经，可行气止痛、温中止呕、纳气平喘。

苦杏仁：味苦，性微温，有小毒，归肺、大肠经，可止咳平喘、润肠通便。苦杏仁苷分解后产生少量氢氰酸，能抑制咳嗽中枢，起到镇咳平喘的作用。

五味子：味酸、甘，性温，归肺、心、肾经，可敛肺滋肾、生津敛汗、涩精止泻、宁心安神。该药对呼吸系统有兴奋作用，还有镇咳和祛痰作用。

冬虫夏草：味甘，性平，归肺、肾经，可益肾壮阳、补肺平喘、止血化痰。冬虫夏草具有平喘作用，能提高细胞免疫功能。

二、病例分析

【病例1】

王某，女，61岁，初诊日期：2019年10月20日。

既往史：患者有高血压病病史10余年。中医诊察：患者中秋节受凉后出现阵发性咳嗽，无痰，伴有阵发性喘憋，后背发凉，可平卧，舌质微暗，苔白微腻而润，脉数。中医诊断：喘病。辨证：肺肾气虚，痰饮内阻。治法：宣肺补肾，化痰祛饮。方药：炙麻黄8g，干姜12g，桂枝15g，白芍20g，细辛3g，姜半夏12g，五味子8g，紫苏子15g，炒芥子6g，炒莱菔子15g，胡芦巴10g，苦杏仁9g。7剂，水煎服，每日1剂，分两次服用。

2019年10月27日二诊：患者咳嗽、憋气次数较前减少，受凉后加重，无痰，仍有后背发凉，舌质微暗，苔白微腻，脉数。嘱患者避风寒。方药：炙麻黄8g，干姜12g，桂枝15g，白芍20g，细辛3g，姜半夏12g，五味子8g，紫苏子15g，炒芥子6g，炒莱菔子15g，胡芦巴10g，葶苈子20g，沉香片6g(后下)，苦杏仁9g。7剂，水煎服，每日1剂，分两次服用。

2019年11月3日三诊：患者咳嗽、憋气明显减轻，无痰，后背发凉减轻，大便可，舌质微暗，苔白微腻，脉数。方药：炙麻黄8g，干姜12g，桂枝15g，白芍20g，细辛3g，姜半夏12g，五味子8g，紫苏子15g，炒芥子6g，炒莱菔子15g，胡芦巴10g，葶苈子20g，沉香片6g(后下)，黄芩15g，柴胡10g，乌药8g。7剂，水煎服，每日1剂，分两次服用。

2019年11月10日四诊：患者诸症减轻，舌质微暗，苔薄白，脉弦。继续用原方巩固治疗。

按：患者受凉后喘病加重，反复咳嗽、气喘，治疗上给予麻黄汤宣肺平喘，加用补肾气、温肾阳之品，患者症状有所缓解。二诊时，在原方基础上加用沉香降气平喘，葶苈子泻肺平喘。三诊时，加用柴胡、黄芩疏肝清肺，加用乌药温肾散寒、宽胸行气，达到肺、脾、肾同治的目的，进一步巩固疗效。

【病例2】

连某，女，45岁，初诊日期：2019年8月23日。

既往史：患者因先天不足，自3岁起开始出现咳喘，有少量白痰，每年发作数次，贴敷三伏贴后发作次数减少，发作时间缩短，每年发作2～3次，每次约1周，平素使用头孢类抗生素及沙丁胺醇气雾剂治疗，有肺气肿病史。否认食物及药物过敏史。中医诊察：咳嗽，咳白痰，伴有胸闷、气喘，舌质淡暗，苔白微腻，脉弦滑。中医诊断：喘病。辨证：风寒袭肺，肺脾气虚，痰饮阻滞。治法：疏风散寒，宣肺健脾，化痰利饮。方药：炙麻黄8g，干姜12g，桂枝8g，白芍20g，炙甘草5g，姜半夏12g，五味子8g，细辛3g，炒芥子5g，紫苏子12g，炒莱菔子15g，陈皮12g，款冬花15g。7剂，水煎服，每日1剂，分两次服用。

2019年8月30日二诊：患者咳嗽、咳痰较前好转，胸闷、气喘减轻，舌质淡暗，苔白微腻，脉弦滑。方药：炙麻黄8g，干姜12g，桂枝8g，白芍20g，炙甘草5g，姜半夏12g，五味子8g，细辛3g，炒芥子5g，紫苏子12g，炒莱菔子15g，陈皮15g，款冬花15g，沉香片5g(后下)，白果仁10g，丹参15g。7剂，水煎服，每日1剂，分两次服用。

2019年9月6日三诊：患者咳嗽、咳痰基本消失，胸闷、气喘明显减轻，舌质淡暗，苔白，脉弦。方药：炙麻黄8g，干姜12g，桂枝8g，白芍20g，炙甘草5g，姜半夏12g，五味子8g，细辛3g，炒芥子5g，紫苏子12g，炒莱菔子15g，陈皮15g，款冬花15g，沉香片5g(后下)，白果仁10g，丹参15g，苦杏仁8g，前胡15g。7剂，水煎服，每日1剂，分两次服用。

2019年9月13日四诊：患者诸症减轻。继续用原方巩固治疗。

按：患者因先天不足，存在肺脾气虚的基础病，身体抵抗力较差，容易受外邪侵袭，既往多年进行三伏贴治疗，有好转。患者本次发病仍与感受寒邪有关，寒气郁闭导致肺气不宣、痰饮阻滞，出现胸闷、气短、咳嗽、咳痰等症，治疗上给予宣肺散寒、化痰利饮、健脾胃、收敛肺气之品，攻补兼施，标本同治，患者病情减轻。二诊时，患者诸症好转，加入沉香、白果仁降气、敛肺气，进一步缓解症状。三诊时，患者症状较前明显改善，再加苦杏仁、前胡辛开苦降，使肺功能逐步恢复正常。

【病例3】

刘某，男，60岁，初诊日期：2021年12月31日。

既往史：患者有支气管哮喘病史，平素口服孟鲁司特钠片治疗，吸入布地奈德气雾剂，以控制、缓解症状；有肺栓塞病史10年，平素口服华法林治疗；有高血压病病史1年余，口服药物以控制降压，血压较为平稳。中医诊察：喘憋、气短，感觉吸气困难，咽喉发紧，受凉后加重，偶有咳嗽，无痰，夜间影响睡眠，加大布地奈德气雾剂用量后症状稍有缓解，但仍觉明显不适，影响正常生活，双下肢及颜面部水肿，舌体胖大，苔根白厚，脉弦紧。动脉血气分析：呼吸性碱中毒合并代谢性碱中毒。嘱患者避寒保暖。中医诊断：喘病。辨证：风寒袭肺，痰湿阻滞。治法：疏风散寒，健脾利湿，止咳平喘。方药：炙麻黄15g，白果仁9g，款冬花15g，清半夏9g，炙甘草9g，桑白皮12g，山萸肉15g，细辛3g，茯苓20g，陈皮15g。7剂，水煎服，每日1剂，分两次服用。

2022年1月7日二诊：患者自觉双下肢及颜面部水肿较前明显减轻，尿量增多，喘憋、气短稍有改善，夜间可睡眠5~6小时，仍有咽部发紧，未见汗出、心慌，咳嗽基本消失，无明显咳痰，舌体胖大，苔根薄白，脉弦紧。方药：炙麻黄20g，白果仁9g，款冬花15g，清半夏9g，炙甘草9g，桑白皮12g，山萸肉15g，细辛3g，茯苓24g，陈皮15g，五味子9g。7剂，水煎服，每日1剂，分两次服用。

2022年1月14日三诊：患者水肿明显好转，喘憋、气短明显改善，无咳嗽、咳痰，夜间睡眠可，自觉咽中有物，咳之不出，舌体胖大，苔薄白，脉弦。方药：炙麻黄20g，白果仁9g，款冬花15g，清半夏9g，炙甘草9g，桑白皮

15g，山萸肉 15g，细辛 3g，茯苓 24g，射干 8g，五味子 9g，苦杏仁 9g，蝉蜕 15g，桔梗 6g，菟丝子 15g，牛膝 15g。7剂，水煎服，每日 1 剂，分两次服用。

2022 年 1 月 21 日四诊：患者咽中不适明显缓解，稍有喘憋、气短症状，不影响正常生活。继续用原方巩固治疗，逐渐减少糖皮质激素用量。嘱患者深呼吸，练习腹式呼吸，日常适当运动，提高肺耐力。

按：患者有肺基础疾病多年，肺功能较弱，遇天气转冷或接触过敏物质后，容易病情加重，出现胸闷、气短，甚至喘息不得卧，多年来一直使用西药控制症状，但已经开始出现耐药现象。根据患者的症状、体征及舌脉，一诊给予定喘汤加减以疏风平喘，患者形体偏胖，水湿较盛，加用茯苓、陈皮健脾利水；患者少气不足以息，且年老体虚，考虑喘病与肾不纳气有关，加用山萸肉收敛固涩。二诊时，患者尿量多，水肿消退，但喘憋症状缓解不明显，仍有气短，呼吸频率快，原方加大炙麻黄用量至 20g，增强宣肺平喘之力；患者仍舌体胖大，舌苔白，表明体内水湿较盛，增加茯苓用量，加五味子收敛肺气，防治宣散太过。三诊时，患者症状较前明显改善，但仍觉咽部不适，加用桔梗、射干、蝉蜕利咽止咳，抗过敏；同时加用菟丝子、牛膝补肾降气，加强肾主纳气功能。四诊时，患者病情趋于缓解，但仍需继续服用中药巩固治疗，以提高肺肾功能，并逐步停用糖皮质激素，降低患者肺部细菌、真菌等微生物的感染风险。

中　风

中风在古代医籍中多有论述，《灵枢·刺节真邪》曰："虚邪偏客于身半，其入深，内居营卫，营卫稍衰则真气去，邪气独留，发为偏枯。"《灵枢·九宫八风》曰："其有三虚而偏中于邪风，则为击仆偏枯矣。"《金匮要略》曰："夫风之为病，当半身不遂，或单臂不遂者，此为痹。"

传统中医理论认为，中风有外风和内风之分，外风因感受外邪（风邪）所致；内风多由内伤病证引起，包括气血逆乱、脉络痹阻、血溢脉外等，具有起病急、变化快的特点，如风邪善行数变，相当于现代之脑卒中。现代医学认为，根据病性特点，脑卒中分为缺血性脑卒中和出血性脑卒中，临床表现为突然昏仆、半身不遂、口舌㖞斜、言语謇涩或不语、偏身麻木等。针对不同病因、病机，应给予不同的治疗方法。

一、常见证型

1. 风痰阻络型

证候：半身不遂，肢体疼痛，肌肉拘急，口舌㖞斜，言语不利，肢体麻木，舌暗红，苔白腻，脉弦。

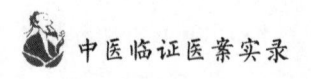

治法：化痰息风通络。

处方：小续命汤加减。组成：肉桂6g，麻黄5g，防风10g，防己10g，人参10g，黄芩10g，甘草10g，当归12g，川芎10g，苦杏仁10g，制附子10g，生姜3g。

2. 肝阳上亢型

证候：半身不遂，口舌㖞斜，言语不利，眩晕耳鸣，五心烦热，手足心热，舌边红，苔薄黄，脉弦。

治法：镇肝息风，滋阴潜阳。

处方：镇肝息风汤加减。组成：怀牛膝24g，赭石24g，龙骨15g，牡蛎15g，龟甲10g，白芍10g，玄参15g，天冬15g，甘草10g，川楝子9g，生麦芽10g，茵陈9g。

3. 痰热壅盛型

证候：半身不遂，肢体强痉，言语不利，头晕目眩，口黏痰多，腹胀便秘，舌红，苔黄腻或黄燥，脉滑、洪大。

治法：通腑泄热。

处方：星蒌承气汤加减。组成：全瓜蒌15g，胆南星8g，大黄6g，芒硝6g，炒枳壳15g，厚朴15g。

4. 气虚痰阻型

证候：半身不遂，口眼㖞斜，痰多，面色萎黄，四肢倦怠，头晕目眩，舌淡红，有齿痕，舌苔白滑，脉滑。

治法：益气祛痰通络。

处方：二陈汤加减。组成：法半夏8g，橘红15g，陈皮15g，茯苓15g，炙甘草15g，胆南星6g。

5. 气虚血瘀型

证候：半身不遂，肢体瘫软，言语不利，面色㿠白，气短乏力，偏身麻木，心悸汗出，舌暗淡，或有瘀斑，苔薄白或白腻，脉细涩。

治法：益气活血通络。

处方：补阳还五汤加减。组成：白芍15g，当归尾10g，川芎10g，地龙10g，黄芪60g，桃仁10g，红花10g。

二、经验用药

地龙：味咸，性寒，归肝、脾、膀胱经，可清热定惊、通络、平喘、利尿。研究发现，首先，地龙及其有效成分可以修复血管内皮损伤，抗血小板聚集，并通过抗凝、溶栓、调节纤溶系统平衡等机制抑制血栓形成，改善脑循环。其次，通过启动抗凋亡机制，地龙有效成分可抑制脑神经细胞的凋亡，起到保护神经元的作用。最后，脑缺血缺氧后，大脑内氧自由基过表达，神经元受到自由基毒性作用而加速凋亡，地龙的抗氧化酶活性可有效清除氧自由基，阻断过氧化反应，修复受损脑神经。

僵蚕：味咸、辛，性平，归肝、肺、胃经，可祛风定惊、化痰散结。僵蚕中含有蛋白多肽类、有机酸类、黄酮类成分，具有抗惊厥、抗凝、抗炎等多种药理作用。

蜈蚣：味辛，性温，归肝经，可息风镇痉、通络止痛、攻毒散结。蜈蚣主要成分为蜈蚣毒、小分子成分、气味成分及营养成分，具有抗凝、镇痛、抗炎等多种药理作用。

豨莶草：味辛、苦，性寒，归肝、肾经，可祛风湿、利关节、解毒。豨莶草主要成分为黄酮类、二萜类等，具有抗脑缺血损伤、保护心血管等药理作用，可用于脑梗死

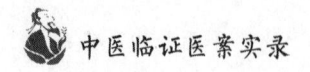

的治疗。

三、病例分析

【病例1】

刘某，男，64岁，初诊日期：2019年8月25日。

既往史：患者有垂体功能减退、脑积水病史，有颅咽管良性肿瘤病史。中医诊察：右侧肢体活动不利，行走欠平稳，汗出较多，精神弱，乏力，气短，舌暗红，苔薄白而润，脉弦细。中医诊断：中风；虚劳。辨证：气虚血瘀，肝肾不足。治法：补气活血，滋肝益肾。方用补阳还五汤化裁。方药：生黄芪60g，当归15g，地龙15g，三七粉6g(冲服)，桃仁9g，甘草6g，僵蚕15g，川芎9g，茯苓15g，白术12g，红景天30g，蜈蚣1条，浮小麦60g。7剂，水煎服，每日1剂，分两次服用。

2019年9月1日二诊：患者精神状态较前明显好转，可辅助行走10m，乏力、气短好转，出汗较前减少，舌暗红，苔薄白而润，脉弦细。方药：生黄芪30g，当归15g，地龙15g，三七粉6g(冲服)，桃仁9g，甘草6g，僵蚕15g，川芎9g，茯苓15g，白术12g，红景天30g，蜈蚣1条，浮小麦60g，黑蚂蚁30g，益智仁30g，淫羊藿20g，石菖蒲20g，郁金15g。14剂，水煎服，每日1剂，分两次服用。

2019年9月15日三诊：患者精神状态佳，纳眠可，走路基本平稳，可自行行走10m，乏力明显减轻，汗出明显减少，舌微暗，苔薄白，脉弦细。方药：黄芪40g，当归15g，地龙15g，三七粉10g(冲服)，丹参20g，甘草6g，僵蚕

15g，桃仁10g，茯苓15g，白术12g，红景天30g，蜈蚣1条，肉桂8g，黑蚂蚁30g，益智仁30g，淫羊藿20g，石菖蒲20g，郁金15g，巴戟天10g。14剂，水煎服，每日1剂，分两次服用。

2019年9月29日四诊：患者偏瘫侧肢体运动较前好转，可自行行走20m，乏力、气短明显缓解，舌微暗，苔薄白，脉弦。继续以原方口服。

按：患者患中风，加之既往有颅脑病史，严重影响患者的运动、平衡功能。结合患者证型，给予补气活血药物治疗，并加用虫类药通经络，患者症状逐渐缓解，运动、平衡功能得以部分恢复。

【病例2】

李某，男，62岁，初诊日期：2019年8月5日。

中医诊察：患者脑梗死发病1周，右侧肢体偏瘫，上下肢肌力2级，伴有偏瘫侧肢体疼痛、麻木，情绪低落，可与人交流，舌淡红，苔薄白，脉弦细。中医诊断：中风。辨证：风痰阻络。治法：化痰息风通络。方用小续命汤化裁。方药：肉桂6g，麻黄5g，防风10g，党参10g，黄芩10g，甘草10g，当归12g，川芎10g，苦杏仁10g，制附子10g(先煎)，生姜3g。28剂，水煎服，每日1剂，分两次服用。

2019年9月3日二诊：患者患侧下肢可缓慢抬离床面，肌力3级，上肢肌力2级，出汗较前增多，疼痛缓解，仍有肢体麻木，舌红，苔薄白，脉弦紧。方药：桂枝12g，麻黄5g，防风10g，黄芩10g，甘草10g，当归12g，川芎10g，生姜3g，黄芪30g，知母6g，丝瓜络15g，僵蚕10g。28剂，水煎服，每日1剂，分两次服用。

2019年9月30日三诊：患者逐渐可以辅助站立，患侧下肢肌力4级，上肢恢复较慢，肌力3级，开始出现分离运动，肢体麻木缓解。继续以原方口服。

按：患者患脑梗死1周，病程短，偏瘫侧肢体活动不利，结合舌脉，考虑为外风之风痰阻络证，治疗上给予化痰息风通络之法，方用小续命汤化裁。二诊时，患者仍有肢体麻木，出汗较多，停用附子，加用黄芪桂枝汤益气通络；为防止温补太过，加用知母佐治；加丝瓜络、僵蚕以增强通络之力，进一步促进患侧肢体功能恢复。

【病例3】

马某，男，64岁，初诊日期：2019年10月23日。

既往史：患者有糖尿病、慢性肾功能不全、肾癌、高血压病病史。中医诊察：患者脑梗死1个月，左侧偏瘫，肌力1级，伴有乏力、头晕、全身水肿，夜尿次数多，腰酸痛，食欲差，便秘，舌红，苔薄白，脉沉细。中医诊断：中风。辨证：气虚血瘀。治法：补气活血。方药：黄芪30g，当归20g，地龙15g，葛根24g，胡黄连8g，虎杖15g，泽泻30g，葶苈子15g，六月雪30g，川牛膝20g，灵芝15g，乌药8g，益智仁24g，鸡内金15g。14剂，水煎服，每日1剂，分两次服用。

2019年11月7日二诊：患者偏瘫侧肌力2级，水肿明显减轻，大便2日1次，乏力缓解，仍有食欲较差，舌红，苔薄白，脉沉。方药：黄芪30g，当归20g，地龙15g，葛根24g，胡黄连8g，虎杖15g，泽泻30g，葶苈子15g，六月雪30g，川牛膝20g，灵芝15g，乌药8g，瓜蒌20g，桑螵蛸18g，延胡索15g，大枣6g，益智仁24g，鸡内金15g，沉香5g(后下)。14剂，水煎服，每日1剂，分两次服用。

2019年11月21日三诊：患者全身水肿较前缓解，食欲较前好转，偏瘫侧肌力近端3级，远端2级。继续以原方口服。

按：患者基础疾病较多，所以在治疗中风的同时，还要考虑治疗基础疾病，以补气活血为主，促进中风患者的恢复；同时，给予泽泻、葶苈子等利水消肿之品，以促进水肿消退。患者肾功能不全，毒素从小便排出量少，因此给予胡黄连、虎杖、六月雪等通腑泄浊，促进毒素从肠道排出。患者有肾癌病史，免疫力低，给予灵芝提高免疫力；食欲欠佳，给予鸡内金、沉香改善食欲，促进肠道蠕动，缓解症状。

【病例4】

郭某，男，58岁，初诊日期：2019年5月8日。

中医诊察：患者脑出血发病3周，右侧偏瘫，无主动运动，发病后一直卧床，行床旁康复，不能正常与人交流，但可执行部分指令，精神萎靡，乏力，气短，嗜睡，血氧饱和度85%~90%，咳嗽，痰多色白，反复肺部感染，鼻饲进食，舌淡红，有齿痕，苔白厚，脉沉滑。中医诊断：

中风。辨证：肺脾两虚。治法：益气健脾，祛痰止咳。方用二陈汤化裁。方药：法半夏 8g，橘红 15g，陈皮 15g，茯苓 15g，炙甘草 15g，胆南星 6g，红景天 15g，石菖蒲 15g，郁金 10g，炒白术 15g。7 剂，水煎服，每日 1 剂，分两次服用。

2019 年 5 月 15 日二诊：患者咳嗽症状较前缓解，咳痰较前减少，血氧饱和度在 90% 左右，嗜睡较前稍有好转，但右侧肢体仍不能主动运动，自觉乏力、气短，精神萎靡，需要在床旁进行康复。患者鼻饲进食，血压正常范围内偏低，舌淡红有齿痕，苔白，脉沉细。方用升陷汤加减。方药：黄芪 30g，柴胡 9g，升麻 6g，桔梗 15g，红景天 15g，石菖蒲 15g，款冬花 15g，紫菀 15g，浙贝母 6g，煅瓦楞子 15g(先煎)。7 剂，水煎服，每日 1 剂，分两次服用。

2019 年 5 月 22 日三诊：患者咳嗽消失，仍有痰多色白，精神状态较前好转，乏力、气短症状减轻，右侧上肢可见主动运动，肌力 1 级，不能言语，但可正确执行指令，舌红，苔薄白，脉沉。方用六君子汤合升陷汤。方药：法半夏 8g，陈皮 15g，橘红 15g，茯苓 15g，炒白术 15g，党参 10g，炙甘草 15g，黄芪 50g，黄芩 9g，桔梗 15g，柴胡 9g，升麻 6g，红景天 15g。14 剂，水煎服，每日 1 剂，分两次服用。

2019 年 6 月 5 日四诊：患者痰液较前减少，乏力、气短缓解，血氧饱和度在 95% 以上，右侧肢体可主动运动，肌力 1~2 级，可坐轮椅外出康复，缓慢进行言语表达。继续以原方案治疗。

按：患者以脑出血发病，长期卧床，影响肺功能，逐渐出现肺部感染，血氧饱和度偏低，不能进行肢体功能康复，出现精神萎靡、血压偏低等症，病情危重。因此，患者首先需要解决的是呼吸功能的问题，结合患者舌脉，诊断为肺脾亏虚，给予健脾化痰、利肺之品治疗，促进痰液排出，让患者能够主动配合呼吸运动，从而改善肺功能。二诊时，患者肺部症状减轻，仍有精神萎靡、乏力气短等症，考虑气机下陷，改用升陷汤，以提升气机。三诊时，患者状态较前恢复，右侧肢体可见主动运动，意识好转，能够正确执行指令，继续给予健脾化痰、益气升陷治疗。四诊时，患者整体状态好转，能够主动配合检查、治疗，肺功能改善，右侧上下肢体肌力较前提高，可以外出进行系统康复训练。

眩 晕

眩晕病的记载首见于《黄帝内经》，《素问·至真要大论》认为："诸风掉眩，皆属于肝。"指出眩晕与肝关系密切。现代社会生活节奏较快，竞争压力大，很多人容易发生情绪波动，甚至急躁、焦虑情绪；加之不良的生活习惯如长期熬夜、饮食失节等，容易造成肝肾阴虚，导致肝阳上亢。肝阳上冲犯脑，机体表现为眩晕、头重脚轻，有脚底踩棉花感，治疗上应当滋补肝肾、平肝潜阳，使过亢的肝阳回归本位，则症状可消除。

张仲景认为，痰饮是眩晕发病的主要原因之一。元·朱丹溪提出"无痰不作眩"的理论。脾主运化水谷，又为生痰之源，脾虚容易生痰。平素嗜酒及肥甘之品、饥饱劳倦，都易伤于脾胃，使脾胃健运失司，以致水谷精微不能化生，聚湿生痰，痰浊中阻，因而清阳不升，浊阴不降，导致眩晕。患者多表现为脘腹痞满、胸闷欲呕、头重如裹、纳少、神疲等。

随着高脂血症、动脉粥样硬化症、血栓性疾病等发病率的不断升高，大脑的前后循环血管供血受到明显影响，导致脑络闭阻，瘀血阻窍，气血不能上荣头目，脑失所养，故作眩晕。患者临床表现为眩晕，伴有面色黧黑，口唇紫黯，肌肤甲错，耳聋耳鸣。

《灵枢·口问》曰："上气不足，脑为之不满，耳为之苦鸣，头为之苦倾，目为之眩。"久病不愈，耗伤气血，或脾胃虚弱，水谷精微失去健运，气血化生不足，以致气血亏虚，导致清阳不升；或是房劳过度，年老体亏，肾精不足，而脑为髓之海，肾精不足，脑海失充，则发为眩晕。

一、经验用药

平肝潜阳：天麻、钩藤、石决明、赭石、龙骨、牡蛎、青礞石、铁落花等，其中矿物药、动物类药物的平肝作用更强。

补肾填髓：熟地黄、山萸肉、枸杞子、菟丝子、沙苑子、怀牛膝、杜仲、冬虫夏草、鹿茸。

活血通窍：川芎、红景天、葛根、桃仁，尤其要注重虫类药的使用，如水蛭、全蝎、蜈蚣、僵蚕、蜂房等。

气血亏虚：黄芪、人参、太子参、党参、当归、白芍等。

醒神开窍：石菖蒲、郁金、麝香、冰片、天竺黄、胆南星等。

二、病例分析

【病例1】

徐某，男，50岁，初诊日期：2013年7月21日。

现病史：头晕1年余。1年前患者无明显诱因出现头晕，伴有双下肢乏力，食欲差，二便正常，睡眠差，伴有耳鸣。血压欠平稳，晨起血压偏高，血压150/90mmHg。有高脂血症病史。中医诊察：头晕，下肢有踩棉花感，耳鸣，眠差，舌暗红，苔薄白，脉弦细。中医诊断：眩晕。辨证：肝阳上亢，瘀浊阻滞。治法：平肝潜阳，化瘀泄浊。方用天麻钩藤饮化裁。方药：天麻15g，钩藤12g(后下)，石决明30g(先煎)，怀牛膝15g，杜仲20g，太子参18g，生黄芪30g，当归12g，桑寄生24g，葛根20g，丹参24g，陈皮15g，升麻6g，柴胡8g，泽泻18g，茯苓15g，法半夏12g，紫苏梗8g，三七粉3g(冲服)，红景天18g。7剂，水煎服，每日1剂，分两次服用。

2013年7月28日二诊：患者眩晕较前好转，仍有足底踩棉花感，有耳鸣，食欲、睡眠均好转，舌暗红，苔薄白，脉弦。方药：天麻15g，钩藤12g(后下)，石决明30g(先煎)，怀牛膝15g，杜仲20g，太子参18g，生黄芪30g，当归12g，桑寄生24g，葛根20g，丹参24g，赭石15g(先煎)，龙骨20g(先煎)，柴胡8g，泽泻18g，茯苓15g，牡蛎20g(先煎)，紫苏梗8g，三七粉3g(冲服)，红景天18g。7剂，水煎服，每日1剂，分两次服用。

2013年8月4日三诊：患者眩晕症状基本消除，无双下肢乏力感，行走平稳，偶有耳鸣，继续以原方治疗。

按：患者症见眩晕，双下肢乏力，有踩棉花感，这是临床上较为典型的肝阳上亢证，加之患者晨起血压偏高，更与肝阳上亢证相吻合。因此，治疗上以天麻钩藤饮为基础方平肝潜阳。患者兼有耳鸣，血脂偏高，舌暗红，考虑为痰瘀所致，治疗上给予葛根、丹参、当归、三七粉、红景天活血化瘀，改善大脑供血；同时给予陈皮、法半夏健脾祛湿，泽泻泄浊，使湿浊邪气有出路。患者食欲差，给予紫苏梗、法半夏改善食欲。患者病变在脑，给予升麻引药上行，作用于病灶。

二诊时，患者食欲、睡眠均好转，痰浊较前减轻，故去陈皮、茯苓、法半夏等健脾祛湿之品。患者仍有眩晕，伴有双下肢乏力，治疗上应加强平肝潜阳之力。因此，本方在上方基础上加用赭石、龙骨、牡蛎。

患者出现眩晕、下肢乏力、足底踩棉花感、高血压初起表现，皆为肝阳上亢证的典型表现，临床常用方剂为天麻钩藤饮、镇肝息风汤，两方相比，镇肝息风汤作用更强，适用于肝阳上亢证较重者。肝阳得潜，不仅使患者症状缓解，而且多数患者血压也可以恢复正常。患者同时出现耳鸣、食欲差且有高脂血症，高脂血症在中医理论中多与湿浊有关。因此，患者病机基本符合肝阳上亢、痰浊阻滞证的表现，治疗先用平肝潜阳、化痰泄浊之法治疗1周，患者症状较前缓解。患者舌暗红，脉细，多为瘀血阻窍，治疗上给予大量活血通窍之品，包括丹参、当归、三七粉、红景天等，有助于改善大脑供血，增加局部病变组织的供血供氧能力。

【病例2】

周某，男，49岁，初诊日期：2019年11月2日。

现病史：间断头晕、头痛伴心悸5年余。患者于5年前因头晕、头痛于某三级甲等医院测血压最高（180～190）/120mmHg，伴有心悸，无恶心、呕吐症状，诊断为高血压病，给予降压药物治疗。近5年来，每年因血压不稳而调整用药，现用富马酸比索洛尔片口服（每次5mg，每日1次），血压控制不佳。中医诊察：头晕，头痛，心悸，双下肢困倦乏力，睡眠可，食欲可，二便可，颜面色黑，口唇紫暗，舌质淡红，苔薄白，边有齿痕，脉弦滑数。中医诊断：眩晕，心悸。辨证：肝阳上亢，心脉瘀阻。治法：平肝潜阳，化瘀通脉。方药：白芍18g，天冬8g，麦冬8g，玄参20g，牡蛎30g(先煎)，赭石40g(先煎)，钩藤15g(后下)，川牛膝30g，羚羊角粉0.6g(冲服)，丹参24g，杜仲18g，泽泻30g，当归15g，龙骨30g(先煎)，三七片8g，焦山楂30g，荷叶15g，桃仁15g，红花12g，陈皮10g，决明子30g，川芎20g，杭菊花15g。14剂，水煎服，每日1剂，分两次服用。

2019年11月16日二诊：患者头痛、头晕、心悸好转，血压较前明显下降。继续以原方案治疗。

按：患者为中年男性，辨证为肝阳上亢，给予镇肝息风汤口服，以平肝潜阳，加用羚羊角粉、钩藤、决明子、杭菊花增强平肝功效。患者伴有心脉瘀阻，故配合桃仁、红花、川芎、丹参、三七活血化瘀，改善微循环供血。

【病例3】

韩某，男，78岁，初诊日期：2020年7月16日。

中医诊察：近期患者自觉眩晕，面色萎黄，乏力，口干，恶心呕吐，无食欲，呃逆，偶有反酸，血压偏低，便秘，舌质微暗，苔薄白少津，脉弦细缓微滑。中医诊断：眩晕。辨证：肝肾不足，气阴两虚，心脾失养。治法：补肝益肾，益气养阴，补益心脾。方用归脾汤化裁。方药：生黄芪45g，炒白术12g，橘红10g，升麻8g，柴胡8g，党参15g，当归20g，天麻18g，茯苓12g，煅瓦楞子30g(先煎)，海螵蛸20g，桂枝8g，葛根18g，白芍15g，火麻仁24g，旋覆花15g，赭石30g(先煎)，干姜12g，清半夏12g，木香10g，砂仁10g(后下)，玄参20g，紫苏梗8g，黄精15g。7剂，水煎服，每日1剂，分两次服用。

2020年7月23日二诊：患者眩晕、乏力较前好转，反酸明显缓解，仍有食欲欠佳，舌质微暗，苔薄白，脉弦细。组成：生黄芪50g，炒白术10g，橘红10g，升麻8g，柴胡8g，党参15g，当归20g，天麻18g，茯苓12g，煅瓦楞子30g(先煎)，海螵蛸20g，桂枝8g，葛根18g，白芍15g，火麻仁24g，旋覆花15g，赭石30g(先煎)，干姜12g，清半夏12g，木香10g，砂仁10g(后下)，玄参20g，紫苏梗8g，炒麦芽15g，炒神曲12g，黄精15g。7剂，水煎服，每日1剂，分两次服用。

2020年7月30日三诊：患者眩晕、乏力明显缓解，食欲较前好转，舌质红，苔薄白，脉弦细，继续以原方口服治疗1周。

按：患者眩晕以虚证为主，治疗以归脾汤化裁补益心脾，其中黄芪、升麻、柴胡都具有提升气机作用；党参、白芍、黄精益气养阴。葛根升清，可以扩张血管，改善大脑供血。患者同时有呃逆、食欲差等症状，给予旋覆代赭汤加炒神曲、紫苏梗改善症状。

【病例 4】

王某，女，65 岁，初诊日期：2021 年 11 月 18 日。

既往史：患者有脑梗死病史 1 年、高血压病病史 8 年、颈椎病病史 3 年、右侧乳腺癌病史 1 年余，已行右侧乳腺全切术，并行化疗。中医诊察：眩晕，头沉，健忘，耳鸣如蝉，偶有胸闷、心悸、气短，颈肩部酸痛，夜眠差，便秘，舌边尖微红，苔薄白微腻，脉弦细弱。中医诊断：眩晕。辨证：心脾两虚。治法：补益心脾。方用归脾汤化裁。方药：生黄芪 30g，炒白术 12g，麦冬 10g，木香 10g，牡蛎 30g(先煎)，龙骨 30g(先煎)，太子参 15g，当归 15g，茯苓 12g，玄参 30g，刺五加 30g，灵芝 30g，生地黄 18g。7 剂，水煎服，每日 1 剂，分两次服用。

2021 年 11 月 25 日二诊：患者眩晕、头沉好转，仍有耳鸣，间断胸闷、心悸，偶有夜眠差、便秘，舌边尖微红，苔薄白微腻，脉弦细。方药：生黄芪 30g，炒白术 15g，麦冬 10g，木香 10g，牡蛎 30g(先煎)，龙骨 30g(先煎)，太子参 15g，当归 15g，茯苓 12g，玄参 30g，刺五加 30g，灵芝 30g，生地黄 18g，瓜蒌 15g，三七片 10g，川芎 10g，芒硝 12g(冲服)。7 剂，水煎服，每日 1 剂，分两次服用。

2021 年 12 月 2 日三诊：患者眩晕、头沉、耳鸣较前好转，胸闷、心悸缓解，大便可，每日 1 次，舌边尖微红，苔白，脉弦细。方药：生黄芪 30g，炒白术 15g，麦冬 10g，木香10g，牡蛎30g(先煎)，龙骨30g(先煎)，太子参15g，当归15g，茯苓12g，玄参30g，刺五加30g，灵芝30g，生地黄18g，瓜蒌15g，三七片10g，川芎10g，芒硝12g(冲服)，天山雪莲10g，山慈菇15g。7剂，水煎服，每日1剂，分两次服用。

2021年12月9日四诊：患者眩晕、头沉、耳鸣明显减轻，胸闷、心悸消失，大便可，每日1次，舌边尖微红，苔白，脉弦细。继续以原方口服。

按：患者眩晕以心脾虚证为主，治疗以归脾汤化裁补益心脾。患者耳鸣、夜眠差，给予龙骨、牡蛎、刺五加镇惊安神。治疗后，患者眩晕症状较前缓解，继而出现胸闷、心悸，给予瓜蒌薤白汤化裁以宽胸散结、活血通络。患者腑气不通，壅滞于胸中，给予清热通便之品治疗。患者既往有乳腺癌病史，给予山慈菇、天山雪莲抑制肿瘤，提高免疫力。

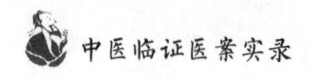

胸痹

胸痹是指胸部闷痛，出现胸部压迫感，甚至胸痛彻背，伴有气短的病证。中医古籍有相关记载，包括"心痛""真心痛""胸痛"等，与现代医学的冠心病、胸膜炎等有相关性。

一、常见证型

1. 痰湿阻滞证

证候：胸闷心痛，伴有气短，身重头昏，腹胀食少，形体肥胖或咳嗽痰多，舌体胖大，苔白腻，脉沉迟。

治法：通阳泄浊，豁痰散结。

处方：瓜蒌薤白半夏汤化裁。组成：瓜蒌15g，薤白9g，法半夏8g，橘红15g，茯苓15g，炙甘草9g。

2. 阴寒凝滞证

证候：胸闷心痛，胸痛彻背，遇寒加重，面色苍白，心悸自汗，四肢厥冷，舌淡红，苔白厚，脉沉细。

治法：通阳散寒。

处方：瓜蒌薤白白酒汤化裁。组成：瓜蒌15g，薤白9g，白酒适量，桂枝9g，丹参15g，干姜6g。

3. 瘀血阻滞证

证候：胸闷，胸痛如针刺，痛有定处，心悸气短，舌质紫暗或有瘀点，脉涩。

治法：活血化瘀，通脉。

处方：血府逐瘀汤化裁。组成：生地黄12g，桃仁9g，红花9g，炙甘草9g，枳壳12g，赤芍10g，柴胡9g，川芎6g，桔梗6g，牛膝15g。

4. 心脾两虚证

证候：胸闷、胸痛，伴有心血不足症状，如心悸、怔忡、失眠多梦、乏力气短，脾虚证症状如食少腹胀、大便稀溏或便秘，舌淡红，苔薄白或白厚，脉沉细或细弱。

治法：补益心脾。

处方：归脾汤化裁。组成：炒白术12g，升麻6g，生黄芪15g，当归12g，炙甘草9g，茯神15g，远志9g，酸枣仁15g，木香9g，龙眼肉6g，干姜6g，大枣6g。

二、经验用药

薤白：味辛、苦，性温，归心、肺、胃、大肠经，可通阳散结、行气导滞。

瓜蒌：味甘、微苦，性寒，归肺、胃、大肠经，可润肺化痰、散结滑肠。研究发现，瓜蒌-薤白药对可能通过抗炎、调节脂代谢、稳定斑块、血管保护等作用治疗冠心病。香叶木素、亚油酸乙酯、α-菠菜甾醇、柚皮素、前列腺素等可能是瓜蒌-薤白药对治疗冠心病发挥关键作用的活性物质，可能通过作用于酪氨酸激酶、类视黄醇X受体、雌激素受体1、信号传导转录激活因子3、丝裂原活化蛋白激酶等靶点进行调控。

桃仁：味苦、甘，性平，归心、肝、大肠经，可活血祛瘀、润肠通便、止咳平喘。

檀香：味辛，性温，归脾、胃、心、肺经，可行气止痛、散寒调中。

五味子：味酸、甘，性温，归肺、心、肾经，可收敛固涩、益气生津、补肾宁心。

三、病例分析

【病例1】

王某，女，56岁，初诊日期：2021年1月21日。

中医诊察：患者胸闷，胸部有压迫感，伴有后背僵硬不适，平素容易生气，伴有胃脘部不适，呃逆次数多，有走窜感，舌红，苔薄白，脉沉细。中医诊断：胸痹。辨证：胸阳不振。治法：宽胸散结。方用瓜蒌薤白半夏汤化裁。方药：瓜蒌15g，薤白9g，法半夏8g，黄连8g，黄芩8g，柴胡8g，玫瑰花9g，香附10g，紫苏梗9g，丹参15g。7剂，水煎服，每日1剂，分两次服用。

2021年1月28日二诊：患者用药后，自觉胸部不适及后背僵硬感明显减轻，压迫感缓解，偶有呃逆，仍有胃脘部胀满不适，伴有口苦，舌红，苔薄白，脉沉细。方药：瓜蒌15g，薤白9g，法半夏8g，黄连8g，黄芩8g，柴胡8g，玫瑰花9g，香附10g。紫苏梗9g，丹参15g，乌药9g，厚朴15g，焦槟榔15g，枳实15g，桔梗6g，大腹皮15g，夏枯草15g。7剂，水煎服，每日1剂，分两次服用。

2021年2月4日三诊：患者胸闷症状缓解，无后背不适感，胃脘及腹部胀满减轻，无口苦症状。原方继续口服1周以巩固疗效。

按：患者胸阳不振，故见胸闷、气短，加之情绪容易激动，爱生气，肝郁气滞，肝郁犯脾，故见脾虚不能运化，腑气不通，治疗上给予瓜蒌薤白半夏汤振奋胸阳、降气；同时给予柴胡、玫瑰花等疏肝理气通腑之品，配合四磨汤调节气机，促进肠道蠕动，改善症状，在使用降气药物的同时，给予桔梗、柴胡等，使气机升降正常。

【病例2】

刘某，女，63岁，初诊日期：2019年10月25日。

现病史：患者3年前因冠心病行冠状动脉支架置入术治疗。中医诊察：胸闷、胸痛，伴有后背部疼痛，气短、乏力，夜眠欠佳，大便偏干，伴有眩晕，舌暗红，苔薄白，脉弦细。血压125/74mmHg。中医诊断：胸痹。辨证：心脾两虚证。治法：补气养血，补益心脾。方用归脾汤化裁。方药：炒白术15g，生黄芪30g，当归20g，太子参15g，茯苓15g，远志9g，酸枣仁30g，桃仁18g，葛根24g，天麻15g。7剂，水煎服，每日1剂，分两次服用。

2019年11月1日二诊：患者胸闷、胸痛、后背部疼痛较前缓解，乏力、气短明显减轻，大便干，眩晕较前好转，舌红，苔薄白，脉沉细。方药：炒白术15g，生黄芪30g，当归20g，太子参15g，茯苓15g，远志9g，酸枣仁30g，桃仁18g，葛根24g，天麻15g，三七粉6g(冲服)，五味子8g。7剂，水煎服，每日1剂，分两次服用。

2019年11月8日三诊：患者胸闷、胸痛、乏力症状缓解，大便2日1次，大便成形，舌红，苔薄白，脉沉。给予原方继续口服治疗。

按：患者既往有冠状动脉支架置入术病史，血管条件较差，根据患者舌脉，辨证为心脾两虚，治疗上根据患者证型辨证论治，诸症得以缓解。针对患者头晕症状，给予葛根、三七粉等改善供血，缓解症状，在原方辨证基础上，加强其功效。

【病例3】

魏某，男，67岁，初诊日期：2019年9月2日。

既往史：患者有慢性支气管炎、腔隙性脑梗死、颈椎病病史。中医诊察：患者间断胸前区及后背闷痛，伴有全身汗出，活动后加重，呈阵发性，伴有乏力、心慌、气短，影响睡眠，纳可，舌暗红，苔薄白，脉弦细。中医诊断：胸痹。辨证：瘀血阻滞。治法：活血化瘀，通脉止痛。方用血府逐瘀汤化裁。方药：生地黄18g，红花10g，枳壳12g，白芍30g，柴胡9g，川芎9g，川牛膝18g，桃仁10g，当归20g，甘松8g，丹参30g。7剂，水煎服，每日1剂，分两次服用。

2019年9月9日二诊：患者前胸及后背闷痛发作次数较前减少，发作时仍有全身汗出，伴心慌、乏力，大便可，舌暗红，苔薄白，脉弦细。方药：生地黄18g，红花10g，枳壳12g，白芍30g，柴胡9g，川芎9g，川牛膝18g，桃仁10g，当归20g，甘松8g，丹参30g，檀香8g，水蛭10g。7剂，水煎服，每日1剂，分两次服用。

2019年9月16日三诊：患者前胸及后背痛较前明显减轻，2~3日发作1次，伴有心悸、汗出、乏力，睡眠较前好转，舌暗红，苔薄白，脉弦细。方药：生地黄18g，红花10g，枳壳12g，三七粉6g(冲服)，柴胡9g，川芎9g，川牛膝18g，郁金10g，当归20g，甘松8g，丹参30g，檀香8g，水蛭10g，蜈蚣1条，龙骨30g(先煎)，牡蛎30g(先煎)。7剂，水煎服，每日1剂，分两次服用。

2019年9月23日四诊：患者心前区、后背疼痛消失，未再发作，心悸、汗出消失，睡眠可，舌质红，苔薄白，脉弦。继续用原方口服1周以巩固疗效。

按：患者为老年男性，前胸及后背闷痛，发作时可见心慌、乏力、汗出，甚至影响睡眠，根据舌苔、脉象，辨证为瘀血阻滞，给予血府逐瘀汤化裁，以活血化瘀通脉。二诊时，患者症状改善，加用水蛭、檀香活血通络、行气止痛，改善患者症状。三诊时，患者仍有心脏不适，去白芍，加用三七粉冲服，同时加用蜈蚣活血通络；患者心慌汗出，影响睡眠，给予龙骨、牡蛎以镇静安神敛汗。四诊时，患者诸症全消。

心力衰竭

心力衰竭患者,尤其是老年性心功能不全患者机体功能衰退,以心肾阳虚为主。肾阳主一身之阳,心主血脉,心肾功能旺盛,血液、水湿才能运行流畅,治疗上,温补心肾之阳主要是针对其本证。

心力衰竭患者以水肿、喘憋、烦躁等为主要表现,水液留滞于体内,不能正常排出,体内水湿壅盛,治疗上应给予利水消肿药物,如猪苓、茯苓、泽泻等,使多余的水液排出体外,各脏腑功能恢复正常。利尿消肿类中药不仅可以利尿,而且不会引起电解质紊乱,临床上可以安全使用。

一、经验用药

黑附子:味辛、甘,性大热,有毒,归心、肾、脾经,可回阳救逆、助阳补火、散寒止痛,适用于心力衰竭属厥逆亡阳、脉微欲绝者。

葶苈子:味辛、苦,性大寒,归肺、膀胱经,可泻肺降气、祛痰平喘、利水消肿。对于老年人心肺功能差、喘憋者效果较好,但临床使用时应注意从小剂量用起,后逐渐加量。实验研究证实，葶苈子提取液可改善心力衰竭大鼠心功能指标，增强心功能；葶苈子提取液可减轻大鼠心肌细胞凋亡，改善心力衰竭预后。

泽泻：味甘、淡，性寒，归肾、膀胱经，可利水渗湿泄热，利尿之力较大，兼可补肾，而且长期使用还具有降低血脂作用，适用于老年心力衰竭患者。研究表明，泽泻提取物预处理能有效改善在体大鼠缺血再灌注损伤心肌的心功能，使心肌梗死面积及心肌酶释放减少，其作用机制可能与下调心肌组织中凋亡蛋白Caspase-3的表达相关。

二、病例分析

【病例1】

杨某，女，76岁，初诊日期：2014年3月1日。

既往史：患者有冠心病、心功能不全病史2年余，体型肥胖，平素偶有胸闷、气短，口服药物维持。中医诊察：颜面及双下肢水肿，伴有心悸5天。患者5天前不慎外感后出现颜面及双下肢水肿，按之凹陷，伴有心悸、胸闷、憋气、恶心，不欲进食，鼻塞流涕，低热，舌暗红，苔微黄，脉结代。中医诊断：水肿；心悸。辨证：外感风寒，水湿泛溢。治法：疏风解表，利水消肿。方用五苓散合小柴胡汤化裁。方药：党参15g，猪苓12g，炒白术10g，丹参15g，赤芍15g，柴胡8g，黄芩12g，法半夏12g，桂枝10g，茯苓15g，泽泻12g，葶苈子10g，黄芪24g。7剂，水煎服，每日1剂，分两次服用。

2014年3月8日二诊：患者外感症状消失，体温正常，水肿明显消退，喘憋减轻，可少量进食，舌暗红，苔白，脉结代。方药：党参15g，猪苓12g，炒白术10g，丹参15g，赤芍15g，法半夏12g，桂枝10g，茯苓15g，泽泻12g，葶苈子10g，黄芪24g，黑附子10g(先煎)，干姜6g，生麦芽12g，泽兰12g。7剂，水煎服，每日1剂，分两次服用。

2014年3月15日三诊：患者水肿基本消失，喘憋好转，可下地活动，食欲可。舌质红，苔薄白，脉结代，较前有力。继续用原方口服1周以巩固疗效。

按：临床上，有心肺功能不全病史的老年人容易因为外感或劳累引起心功能不全，出现喘憋伴有外感症状，治疗上给予五苓散合小柴胡汤化裁。五苓散主治太阳病引起的水肿，猪苓、茯苓、泽泻利水消肿，减轻心脏负荷；桂枝调和营卫，透邪外出，还可温阳化气，鼓动心阳，促进血液流动。

患者为老年女性，机体衰弱，且已外感5天，邪陷少阳，小柴胡汤和解少阳，消除诱因；同时给予党参、黄芪益气温阳，赤芍、丹参活血祛瘀，推动气血运行。患者水肿较甚，不仅见于体表，体内也常水湿壅盛，且老年人身体功能下降，对药物敏感性差，因此应加用利尿逐水药如葶苈子，从小剂量开始使用，收效即止，不可久用。

心功能不全患者常因为外感而诱发心力衰竭或加重症状。初诊应该以利水消肿、祛除外邪为主，待外邪祛除后，再加用补肾温阳、温阳化气药物。此外，还可以加用红景天活血化瘀，增强血液携带氧的能力，改善机体缺血缺氧状态。

【病例2】

李某，女，67岁，初诊日期：2021年10月14日。

既往史：患者有风湿性心脏病、二尖瓣膜关闭不全病史，10年前曾行心脏换瓣膜术，术后口服华法林治疗；有冠心病、心房纤颤病史多年，曾行射频消融术1次。中医诊察：患者近日劳累后，出现心慌、心悸，阵发性快速房颤，85~145次/分，伴有乏力、气喘，偶有胸闷，双下肢无水肿，胃口差，不伴怕冷，大便每日1次，舌暗红，苔薄白，脉结代、沉细。中医诊断：胸痹；喘证。辨证：心肾阳虚，气阴不足。治法：温肾助阳，益气养阴。方用四逆汤合生脉饮化裁。方药：黑顺片10g(先煎)，炙甘草10g，干姜6g，党参15g，麦冬15g，五味子9g，茯苓皮15g。7剂，水煎服，每日1剂，分两次服用。

2021年10月21日二诊：患者乏力、气喘稍有好转，仍有心悸、心慌，偶有胸闷，胃口差，夜眠可，舌暗红，苔薄白，脉结代、沉细。方药：黑顺片15g(先煎)，炙甘草15g，干姜8g，党参15g，麦冬15g，五味子9g，茯苓皮24g，猪苓15g，葶苈子10g。7剂，水煎服，每日1剂，分两次服用。

2021年10月28日三诊：患者心悸、心慌好转，乏力、气喘较前明显减轻，胃口较前改善，大便干，小便无不适，尿量正常，舌暗红，苔薄黄，脉结代、沉。方药：黑顺片15g(先煎)，炙甘草30g，干姜4g，党参15g，麦冬15g，五味子9g，茯苓皮24g，猪苓15g，葶苈子15g，知母9g，当归15g，红景天15g。7剂，水煎服，每日1剂，分两次服用。

2021年11月4日四诊：患者诸症减轻，饭量较前增加，大便可，舌质红，苔薄白，脉结代。原方继续口服1周以巩固疗效。

按：患者既往基础疾病较多，心功能较差，年老体弱，心肾阳虚，故出现心慌、心悸，伴有乏力、气喘等症。胃口差，精微物质摄入不足，患者营养不良，容易进一步加重病情。结合患者症状、体征及辅助检查，给予温肾助阳、益气养阴法治疗，方中诸药从小剂量用起，观察患者对药物的反应。二诊时，患者心力衰竭症状未见明显改善，应加大温阳利水药物用量，同时加用猪苓、葶苈子泻肺利水、消肿。患者乏力，舌苔薄白，脉沉细，存在气阴两虚证候，用生脉饮治之。三诊时，患者应用温阳补气药物后逐渐出现热象，故减少干姜用量，加用知母清热，防止热邪伤阴。患者久病成瘀，加用当归、红景天活血化瘀，改善机体供氧，促进患者进一步恢复。

【病例3】

陈某，女，77岁，初诊日期：2019年9月6日。

既往史：患者有冠心病病史30余年，口服硝酸甘油未缓解，行冠状动脉检查后，行冠状动脉支架植入2枚；有糖尿病病史29年，口服阿卡波糖片（每次100mg，每日3次），血糖控制不佳；有慢性支气管炎病史20年、陈旧性脑梗死病史4年，未遗留后遗症；有慢性胃炎病史3年，偶有胃痛、恶心、反酸、腹胀；有高血压病病史1年。中医诊察：胸闷、喘憋，夜间不能平卧，心前区疼痛间断发作，咳嗽、咳痰，腰膝酸软，全身乏力，纳差，入睡困难，双下肢水肿，舌体胖大，舌暗红，苔干，脉弦细。中医诊断：胸痹；喘证。辨证：气阴两虚，痰湿阻滞。治法：益气养阴，祛湿化痰。方用补中益气汤合二陈汤化裁。方药：生黄芪30g，太子参15g，炒苍术15g，玄参20g，陈皮12g，清半夏15g，茯苓10g，干姜12g，柴胡10g，黄芩15g，石斛20g，浙贝母18g。7剂，水煎服，每日1剂，分两次服用。

2019年9月13日二诊：患者喘憋稍有缓解，仍有胸闷，夜间睡眠差，咳嗽、咳痰较前缓解，全身乏力改善，仍有双下肢水肿，按之凹陷，舌体胖大，舌暗红，苔干，脉弦细。方药：生黄芪30g，太子参15g，炒苍术15g，玄参20g，陈皮15g，清半夏15g，茯苓20g，干姜12g，柴胡10g，黄芩15g，石斛20g，浙贝母18g，葶苈子15g，沉香5g(后下)，枳实8g。7剂，水煎服，每日1剂，分两次服用。

2019年9月20日三诊：患者喘憋较前明显减轻，胸闷、胸痛发作次数减少，双下肢水肿缓解，夜间睡眠可平卧，入睡好转，舌体胖大，舌暗红，苔薄白，脉弦。方药：生黄芪30g，太子参15g，炒苍术15g，玄参20g，陈皮15g，清半夏9g，茯苓30g，干姜12g，柴胡10g，黄芩15g，石斛20g，浙贝母18g，葶苈子15g，沉香5g(后下)，枳实8g，三七粉6g(冲服)。7剂，水煎服，每日1剂，分两次服用。

2019年9月27日四诊：患者活动量大时稍感胸闷、喘憋，夜间可以平卧位入睡，未发心绞痛，咳嗽、咳痰明显减轻，全身乏力好转，纳可，舌暗红，苔薄白，脉弦。原方继续口服1周以巩固疗效。

按：患者基础疾病较多，心肺功能差，出现胸闷、咳嗽、喘憋、不能平卧等症状，病情较为严重。患者气阴两虚，兼有痰湿阻滞，病机较为复杂，治疗上需要攻补兼施，给予补中益气汤益气，玄参、石斛滋阴，同时给予二陈汤化裁，再加黄芩、浙贝母化痰祛湿，清肺止咳。二诊时，患者症状缓解不明显，原方加大健脾利湿药物用量，在此基础上，加入葶苈子泻肺利水，沉香降气平喘，心肺同治。三诊时，患者症状明显缓解，加大茯苓用量以增强利水渗湿之力，同时加用三七粉冲服，不仅可以活血化瘀，改善机体微循环供血，还可以帮助患者提高免疫力，减少肺部感染次数，保护心肺功能。

失 眠

失眠是不同年龄段人群常见的疾病，给日常生活带来诸多烦恼，容易引发多种疾病。失眠在中医中称为"不寐""不得卧""不得眠"等，以经常性不能获得正常睡眠为主要特征的一种病证。轻者入睡困难，时睡时醒，醒后不能再睡，或睡而不安，睡眠质量极差；严重者彻夜不眠。

中医理论认为"阳入于阴则寐，阳出于阴则寤"。人的睡眠正常是阴阳之气自然、规律运行的结果，这种规律被破坏，或其中任何一个环节被打乱，就可导致失眠。

一、中医辨治

1. 阳盛太过

阳盛太过或阴虚阳亢，则阳不入阴，主要表现为实证化火、阳热过盛，或阴虚内热、虚火上炎，引起失眠。实证主要表现为上床后辗转反侧，入睡困难，烦躁易怒，治疗上应给予清热祛邪、安神定志之品。虚证主要表现为睡眠不实，多梦易醒，醒后难以入睡，治疗上应给予滋阴清热、宁心安神之品。

2. 阳虚不足

阳虚或气虚表现为阳气不足，推动无力，阳气难以入阴，阴阳不相顺接，则导致失眠。临床主要表现为自觉疲惫、乏力，甚至犯困，但仍难以入睡，情绪低落，郁郁寡欢，治疗上应该给予益气温阳之品，助阳入阴。

3. 阳不入阴

阳入阴枢机不利，导致阳不入阴，主要分为肝郁和厥阴不利两个方面。肝郁气滞或肝郁化火，患者表现为情绪焦虑、抑郁，喜叹息，伴有腹胀、食欲差，夜不能寐，治疗上以疏肝理气为主，兼以清热。厥阴不利表现为口干舌燥，凌晨1—3点易醒，醒后难以入睡，平素自觉上热下寒，治疗上以清上温下、缓肝调中为主。

4. 其他疾病引起

"胃不和则卧不安"，患者出现胃脘部不适可影响睡眠。任何身体不适发展到一定程度，都可能引起睡眠障碍，包括皮肤瘙痒、疼痛、便秘等，治疗上需要针对原发病进行干预，在此基础上，再给予安神定志之品。

二、经验用药

酸枣仁：味甘、酸，性平，归肝、胆、心经，可养心补肝、宁心安神、敛汗生津，主治虚烦不眠、惊悸多梦、体虚多汗、津伤口渴。研究显示，酸枣仁总皂苷治疗阴血亏虚证老年失眠的机制可能与减少脑内氨基酸毒性作用，下调大脑皮质及海马部位γ-氨基丁酸A型受体的表达有关。

柏子仁：味甘，性平，归心、肾、大肠经，可养心安神、止汗、润肠，主治虚烦失眠、心悸怔忡、阴虚盗汗、肠燥便秘。

合欢皮：味甘，性平，归心、肝、肺经，可解郁安神、活血消肿，主治心神不安、忧郁失眠、跌打损伤。

合欢花：味甘，性平，归心、肝经，可解郁理气、安神、活络养血、滋阴肾、清心明目，主治失眠健忘、久病体虚、跌打损伤。

首乌藤：味甘，性平，归心、肝经，可养心安神、祛风通络，主治失眠多梦、血虚身痛、肌肤麻木、风湿痹痛、风疹瘙痒。动物实验研究发现，首乌藤提取物可能通过改善线粒体的超微结构和增加钠离子-钾离子-腺苷三磷酸酶、钙离子-镁离子-腺苷三磷酸酶的含量而改善失眠。

珍珠母：味咸，性寒，归心、肝经，可平肝潜阳、安神、定惊明目，主治头晕耳鸣、心悸失眠、癫狂惊悸。

远志：味苦、辛，性温，归心、肾、肺经，可安神益智、解郁，主治惊悸、健忘、失眠、咳嗽痰多。研究发现，远志可提高心肾不交型失眠大鼠的学习记忆能力，改善下丘脑-垂体-肾上腺（HPA）轴功能，调节中枢神经递质水平，起到安神益智的功效。

三、病例分析

【病例1】

汪某，女，58岁，初诊日期：2021年1月15日。

中医诊察：患者近1个月来自觉乏力、气短，容易犯困，但躺在床上后，反而难以入睡，辗转反侧，偶有怕冷，每晚只能睡 1 小时左右，入睡后睡眠浅，舌红，苔薄白，脉沉细。中医诊断：不寐。辨证：气虚阳亏证。治法：益气温阳。方用升陷汤化裁。方药：桔梗 10g，柴胡 9g，升麻 6g，黄芪 15g，知母 9g，淫羊藿 9g，肉桂 5g，合欢皮 12g，莲子 15g。10 剂，水煎服，每日 1 剂，分两次服用。

2021 年 1 月 24 日二诊：患者用药后，睡眠明显好转，每晚睡眠 5 小时，睡眠质量可，但自觉手足发热，食欲差，舌红，苔薄白，脉沉。方药：桔梗 10g，柴胡 9g，升麻 6g，黄芪 15g，知母 9g，淫羊藿 9g，肉桂 5g，合欢皮 12g，莲子 15g，青蒿 9g，地骨皮 10g，生山楂 10g，麦芽 10g，鸡内金 10g。10 剂，水煎服，每日 1 剂，分两次服用。

2021 年 2 月 3 日三诊：患者睡眠正常，乏力、气短好转，手足热好转，食欲可。原方继续口服 1 周以巩固疗效。

按：患者为中老年女性，近期比较忙碌，耗气伤阳，出现气虚乏力、气短等症状，气虚阳亏，无法推动阳气入阴，逐渐出现睡眠困难，难以入睡，结合患者舌脉，一诊给予益气温阳之法治疗。

患者久劳，日久导致阳不入阴，影响睡眠，应给予补气温阳之品治疗，以调节气机，改善睡眠。部分患者服用补气温阳之品后，容易出现手足心热、口舌生疮等化热、化火表现，故加用清虚热药物，以调节阴阳平衡，使患者睡眠逐渐正常。

【病例 2】

张某，女，65 岁，初诊日期：2019 年 3 月 7 日。

中医诊察：患者失眠，心烦易怒，梦多，血压偏高且控制较差，晨起口苦口干，舌红，苔黄，脉弦数。中医诊断：不寐。辨证：肝郁化火。治法：疏肝泻火。方用加味逍遥散加减。方药：牡丹皮10g，栀子10g，当归15g，白芍15g，柴胡12g，茯苓18g，白术15g，甘草10g，生姜3g，薄荷6g(后下)。10剂，水煎服，每日1剂，分两次服用。

2019年3月16日二诊：患者入睡较前容易，心烦缓解，口苦、口干减轻，仍有梦多，睡眠轻，舌红，苔薄黄，脉弦。方药：牡丹皮10g，栀子10g，当归15g，白芍15g，柴胡12g，茯苓18g，白术15g，甘草10g，生姜3g，薄荷6g(后下)，龙骨18g(先煎)，牡蛎18g(先煎)。10剂，水煎服，每日1剂，分两次服用。

2019年3月25日三诊：患者睡眠好转，梦少，脾气好转。继续用原方巩固治疗。

按：患者辨为肝郁化火，阳盛导致阳不入阴，伴有梦多、口苦、口干，均为肝郁化火之象，给予疏肝泻火之品治疗，纠正患者病机。在此基础上，对于起效较慢者，可以加入镇惊安神之龙骨、牡蛎等中药，以改善睡眠。经过一段时间的治疗，患者肝郁化火渐消，可以安然入睡，且停药后不会出现药物依赖。

【病例3】

李某，男，62岁，初诊日期：2018年10月9日。

中医诊察：患者失眠，难以入睡，夜间烦躁不能平卧，白天犯困，大便干，小便黄，舌尖红，苔薄黄，脉数。中医诊断：不寐。辨证：热郁胸膈，虚火上炎。治法：清心降火。方用栀子豉汤合封髓丹化裁。方药：淡豆豉10g，栀子10g，黄柏10g，砂仁6g(后下)，甘草9g。7剂，水煎服，每日1剂，分两次服用。

2018年10月16日二诊：患者家属自诉烦躁明显好转，可以平卧，入睡可，但仍有大便干，舌尖红，苔薄白，脉可。方药：淡豆豉8g，栀子8g，黄柏8g，砂仁6g(后下)，甘草9g，生地黄15g，玄参15g，麦冬10g。7剂，水煎服，每日1剂，分两次服用。

按：患者阴虚内热，虚热上扰胸膈，导致上焦烦满，出现失眠、身热心烦、烦不得眠等症状，治疗上使用栀子豉汤清上焦热，同时配合封髓丹清虚热，引火入下焦，使水火共济，以改善睡眠。

【病例4】

吴某，男，73岁，初诊日期：2019年6月6日。

中医诊察：患者失眠多梦，入睡尚可，但夜间2时许易醒，夜尿多，伴有怕冷、怕风，口干，舌尖红，苔白，脉沉细。自服地西泮效果不佳。中医诊断：不寐。辨证：厥阴不利。治法：清上温下。方药：乌梅15g，细辛3g，当归15g，黄连5g，黄柏5g，合欢皮15g，龟甲30g(先煎)，附子3g(先煎)，防风10g，淡竹叶15g，桂枝3g，青椒5g。7剂，水煎服，每日1剂，分两次服用。

2019年6月13日二诊：患者入睡可，仍有夜间易醒，但醒后可以再睡，夜尿减少，怕冷、怕风好转，舌尖红，苔白，脉沉细。方药：乌梅 15g，细辛 3g，当归 15g，黄连 5g，黄柏 5g，合欢皮 15g，酸枣仁 30g，附子 3g(先煎)，防风 10g，淡竹叶 15g，桂枝 3g，青椒 5g，远志 10g，龙骨 18g(先煎)。7 剂，水煎服，每日 1 剂，分两次服用。

2019 年 6 月 20 日三诊：患者入睡可，夜醒次数减少，醒后容易入睡，起夜 1 次，怕冷、怕风消失，舌淡红，苔薄白，脉沉有力。继续用原方口服 1 周。

按：患者入睡尚可，主要表现为容易早醒，伴有起夜次数较多，口服安定类药物效果欠佳。结合患者早醒的时间，以及怕冷、舌尖红等表现，考虑患者为厥阴不利，阳难以入阴，治疗上给予乌梅丸化裁口服，以清上温下，缓解症状；后加入酸枣仁、远志、龙骨等安神定志之品，患者症状逐渐好转，不仅睡眠改善，而且还能减少起夜次数，怕风、怕冷症状均有缓解。

【病例 5】

赵某，男，52 岁，初诊日期：2021 年 2 月 19 日。

中医诊察：患者早醒 1 年多，未规律治疗。自诉入睡可，但常于夜间 1—3 点无明显原因醒来，醒后可以再睡，但睡眠较轻，容易被打扰，口干、津液少，偶有怕热，平素血压偏低，晨起自觉劳累，需早晨喝 2 杯咖啡维持精力，舌边尖红，苔薄白，关脉弱。中医诊断：不寐。辨证：厥阴不利，中气下陷。治法：清上温下，补气升陷。方药：乌梅 15g，细辛 3g，肉桂 3g，黄连 6g，黄柏 6g，当归 15g，党参9g，青椒3g，干姜3g，附子3g(先煎)，地骨皮9g。6剂，水煎服，每日1剂，分两次服用。

2021年2月26日二诊：患者入睡可，夜间早醒次数减少，醒后容易再次入睡，仍有口干，偶怕热，舌尖红，苔薄白，关脉弱。方药：乌梅15g，细辛3g，肉桂3g，黄连6g，黄柏6g，当归15g，党参9g，青椒3g，干姜3g，附子3g(先煎)，知母8g，升麻6g，淡豆豉8g，桔梗10g，柴胡9g，黄芪15g。6剂，水煎服，每日1剂，分两次服用。

2021年3月5日三诊：患者早醒次数明显减少，睡眠可，精力较前改善。原方继续口服1周。

按：患者为更年期女性，夜间早醒，偶有怕热、口干，无其他明显不适，结合患者舌苔、脉象，属乌梅丸证，给予汤剂口服，以清上温下。因患者阴虚内热明显，故加小剂量青椒、附子等药以引火归原。患者晨起乏力，除与长期睡眠不佳有关，还可能存在气虚下陷证，故二诊加用升陷汤治疗，以提升气机，改善乏力、气虚症状。

【病例6】

王某，女，75岁，初诊日期：2021年9月30日。

中医诊察：患者4个月前因脑梗死入院治疗，给予静脉溶栓治疗，之后给予阿司匹林片口服，患者言语不清、右侧肢体活动无力逐渐好转。症见：睡眠差，不能深度睡眠，偏瘫，伴有肢体麻木、沉重，潮热，汗出较多，舌红，苔薄黄，脉弦。颅脑磁共振检查显示：脑干、左侧小脑新发梗死灶，多发腔隙性脑梗死、脑缺血灶；脑干、双侧基底节区少许微小出血灶。中医诊断：不寐。辨证：阴虚内热证。治法：滋阴清热。方药：青蒿9g，鳖甲15g(先煎)，地骨皮9g，知母8g，牡丹皮9g，丝瓜络15g，豨莶草15g，白芍15g，僵蚕6g。7剂，水煎服，每日1剂，分两次服用。

2021年10月8日二诊：患者潮热、汗出好转，睡眠无明显变化，仍有梦多，偏瘫侧肢体麻木、沉重，舌红，苔薄黄，脉弦。方药：青蒿9g，鳖甲15g(先煎)，地骨皮9g，知母8g，牡丹皮9g，丝瓜络15g，豨莶草15g，白芍15g，僵蚕6g，山萸肉30g，路路通10g，红景天15g。7剂，水煎服，每日1剂，分两次服用。

2021年10月15日三诊：患者潮热、汗出基本消失，睡眠较前明显好转，每晚深度睡眠4～5小时，梦少，仍有偏瘫侧肢体不适，舌红，苔薄黄，脉弦。方药：姜黄9g，丝瓜络15g，豨莶草15g，白芍15g，僵蚕6g，山萸肉15g，路路通10g，红景天15g，川芎9g，桑枝15g。7剂，水煎服，每日1剂，分两次服用。

按： 患者为老年女性，素体阴虚内热，中风后情绪抑郁，久郁化火，继而进一步耗伤阴液，患者出现潮热、汗出、睡眠差等症状，治疗上给予养阴清热之法，以青蒿鳖甲汤为主方，从基本病机上改变患者的体质，从而使症状得到明显缓解。患者阴虚内热症状缓解后，仍有偏瘫侧肢体麻木、沉重不适，考虑与患者中风后偏瘫侧神经支配功能下降，肌肉、组织功能受损有关，继而影响睡眠。因此，应继续给予活血化瘀、疏经通络法治疗，进一步改善患者偏瘫侧肢体不适症状，保证睡眠质量。

低血压

低血压可由多种原因引起，如低血容量、感染、心功能不全、神经系统疾病等，其中脑病、脊髓损伤等神经系统疾病引起的低血压较为难治，单纯使用西药维持血压，容易产生多种不良反应，且停药困难，而中医药在提升血压方面具有独特优势，值得临床借鉴。

从中医理论来讲，低血压多与患者气虚有关，临床表现为神疲乏力、倦怠懒言、舌淡红、苔薄白、脉沉细、无力等。气血虚则脉管空虚，脏腑气血供养不足，形成低血压；或气机升降失调，气机下陷，导致血压难以维持。

如经补气血、调整气机等治疗后，部分患者血压仍难以维持，考虑病机多与阳虚有关，治疗上应加用温阳通脉之品温煦阳气，使机体阳气旺盛，鼓动气血运行，从而将血压维持在正常水平。温阳中药较多，其中黑附子较为常用，临床使用多从小剂量开始，逐渐增加用量，以发挥最佳的升压效果。由于黑附子有小毒，临床使用需要与其他药物配伍，在减少不良反应的同时，提高临床效果。

一、经验用药

人参：味甘、微苦，性微温，归心、肺、脾经，可大补元气、补脾益肺、生津、安神，具有升血压、治疗休克作用。

炙黄芪：味甘，性温，归脾、肺经，可补气升阳、益卫固表、利水消肿。其中，补中益气宜炙用，其他功效多生用。

升麻：味辛、微甘，性微寒，归肺、脾、胃、大肠经，可解表透疹、清热解毒、升举阳气。本品善引清阳之气上升，为升阳举陷之要药。

葛根：味甘、辛，性凉，归脾、胃、肺经，可解肌退热、透发麻疹、生津止渴、升阳止泻。

麻黄：味辛、微苦，性温，归肺、膀胱经，可发汗解表、宣肺平喘、利水消肿。现代药理研究表明，该药具有升压作用，适用于无汗表实证患者。

青皮：味苦、辛，性温，归肝、胆、胃经，可疏肝理气、消积化滞，具有升压作用。

枳实：味苦、辛、酸，性寒，归脾、胃经，可破气除痞、化痰消积，具有升压作用，临床可与补气、升阳药物配伍使用。

二、病例分析

【病例1】

易某，男，52岁，初诊日期：2020年2月14日。

现病史：患者近1周行脑外科术后血压一直较低，需使用去甲肾上腺素、间羟胺等药物持续静脉泵入，血压才能维持在（90~110）/（50~70）mmHg之间。中医诊察：低血压，咳嗽、咳痰、痰色白，意识不清，舌红，苔薄白，脉沉细无力。中医诊断：虚劳。辨证：气虚下陷证。治法：益气升阳。方用升陷汤合生脉饮化裁。方药：柴胡10g，生黄芪30g，桔梗12g，升麻5g，党参30g，麦冬15g，五味子10g，炙甘草15g，茯苓15g，炒白术10g，法半夏8g。7剂，水煎服，每日1剂，分两次服用。

2020年2月21日二诊：患者血压仍较低，需要服用升压药物维持，其间曾尝试将升压药物减量，但终因血压不能较好维持未果，仍有痰多、白痰，意识不清，无明显改变，大便可，舌红，苔黄，脉沉。方药：柴胡15g，炙黄芪50g，桔梗15g，升麻8g，党参30g，麦冬15g，五味子10g，炙甘草30g，茯苓15g，炒白术10g，黑附子9g(先煎)，知母8g。7剂，水煎服，每日1剂，分两次服用。

2020年2月28日三诊：用药第4天，患者血压较前上升，开始逐渐减少静脉泵入升压药物用量。用药第6天，患者已经可以停用升压药物，血压可维持在110/70mmHg左右。咳嗽、咳痰明显好转，意识仍欠清。舌红，苔薄黄，脉沉弦。方药：柴胡15g，炙黄芪50g，桔梗15g，升麻8g，党参30g，麦冬15g，五味子10g，炙甘草30g，茯苓15g，炒白术10g，黑附子12g(先煎)，知母8g，干姜4g。7剂，水煎服，每日1剂，分两次服用。

2020年3月6日四诊：患者血压较为稳定，低血压未见反复，咳嗽、咳痰基本消失，大便可。原方继续口服1周以巩固疗效。

按：患者血压较低，意识不清，脉沉细无力，治疗上给予补气、升阳之品。因患者气虚明显，危及生命，故补气药物用量较大，以求速效。患者出现咳嗽、白痰等症，故给予健脾利湿之品，以减少痰液生成。

患者一诊效果不明显，考虑原因有二：一是患者病久，康复进程较慢，难以求速效；二是辨证欠准确，用药仍有不足。二诊时，考虑患者不仅有气虚，还有阳虚，治疗上将原有处方中补气药物加量，同时加用温阳之品，以益气温阳。

患者因颅脑损伤出现血压偏低，需给予静脉泵入升压药物来保证其生命体征，其间如果减少药量或停药，血压会明显下降，危及生命。中医药从整体出发，纠正患者的气血阴阳偏颇，在治疗低血压方面具有一定的优势。在该病例中，患者以气虚症状为主，同时伴有阳虚，治疗上应该大量补气，故黄芪与党参同用，内外同补；同时要提升气机，保持气机升降功能正常，治疗上以升陷汤为主。方中使用炙甘草，并且用量逐步增加。炙甘草是将生甘草蜜炙，文火炒拌而成，其味甘，性平，可益气温中、养心复脉，是治疗心悸气短、阳虚畏寒的要药。从现代药理学角度分析，大剂量使用甘草容易引起水钠潴留，导致水肿，但是对于低血容量性低血压，反而可对症用之。其次，方中加用黑附子后，升压效果明显，主要是因药物纠正了患者的阳虚症状。由此可见，温阳药物在低血压患者的治疗中发挥着重要作用。黑附子为毛茛科植物乌头的子根，有毒，过量使用或煎煮不当，会出现心动过速、室颤等恶性心律失常，危及生命。因此，临床使用一般应从小剂量用起，同时要注意配伍药物的使用，如黑附子配干姜，不仅可以增强回阳救逆之功，而且可以解黑附子之毒，故有"附子无姜不热"之说。配伍知母可以缓解黑附子的热性，防止患者热盛。

【病例2】

马某，男，50岁，初诊日期：2019年12月16日。

现病史：患者1个月前外出摔倒，致第5颈椎骨折、颈髓损伤，血压不能维持，需使用去甲肾上腺素持续静脉泵入以维持血压，血压保持在110/65mmHg左右，呼吸机辅助呼吸，意识清醒。中医诊察：低血压，发热，体温38.5℃，气短、喘憋、咳嗽痰多、色黄、便秘，舌红，苔薄黄，脉沉细无力。中医诊断：虚劳。辨证：气虚阳亏，伴有痰热壅肺。治法：益气温阳，清热化痰。方用参附汤合苇茎汤化裁。方药：党参30g，黑附子10g(先煎)，干姜6g，芦根30g，冬瓜子24g，生薏苡仁24g，桃仁9g，知母6g，大黄9g(后下)，滑石15g，枇杷叶12g，生石膏30g(先煎)，黄芩9g。7剂，水煎服，每日1剂，分两次服用。

2019年12月23日二诊：患者静脉泵入升压药物开始逐渐减量，发热较前好转，体温最高37.5℃，痰液分泌稍有减少，大便3日1次，需使用甘油灌肠液辅助排便，舌红，苔薄黄，脉沉细。方药：党参30g，黑附子10g(先煎)，干姜 6g，芦根 30g，冬瓜子 24g，生薏苡仁 24g，桃仁 9g，知母 6g，大黄 9g(后下)，滑石 15g，枳壳 30g，石膏 50g(先煎)，黄芩 9g，枇杷叶 12g，炙麻黄 6g，厚朴 30g。7 剂，水煎服，每日 1 剂，分两次服用。

2019 年 12 月 30 日三诊：患者静脉泵入升压药逐渐减至小量，低热，体温最高 37.2℃，少痰，气喘好转，大便 2 日 1 次，舌质红，苔薄黄，脉沉细。在原方基础上，加大炙麻黄用量至 9g，其余不变。方药：党参 30g，黑附子 10g(先煎)，干姜 6g，芦根 30g，冬瓜子 24g，生薏苡仁 24g，桃仁 9g，知母 6g，大黄 9g(后下)，滑石 15g，枳壳 30g，石膏 50g(先煎)，黄芩 9g，枇杷叶 12g，炙麻黄 9g，厚朴 30g。7 剂，水煎服，每日 1 剂，分两次服用。

2020 年 1 月 6 日四诊：患者停用静脉泵入升压药，血压可维持在 110/60mmHg 左右，偶有低热，大便可，气喘好转，呼吸频率较前平稳。继续予原方口服 1 周以巩固疗效。

按：患者颈髓损伤，容易波及血压调节中枢，发病后，一直使用升压药物持续静脉泵入以维持血压。根据患者病机，给予参附汤治疗。考虑患者发热、痰多色黄，属肺热壅盛证，故加用知母，以缓解黑附子温热之性。再给予苇茎汤清肺化痰，祛瘀排脓，改善肺部症状；加三石汤退热除烦；加黄芩、枇杷叶清肺热，止咳。二诊时，患者血压逐渐稳定，在逐渐减少升压药物用量后未见明显反弹，体温较前降低，最高 37.5℃，痰液稍有减少。此外，因患者长期卧床，肠道蠕动功能较差，容易出现便秘、排便无力，

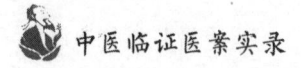

故加厚朴、枳壳促进排便。三诊时，在原方基础上增加炙麻黄用量，以增强平喘、升血压的功效。

　　该患者病情较重，证型复杂，治疗时针对病机，直接抓主要矛盾，先用参附汤加减治疗，患者血压逐渐恢复，同时给予清肺化痰之品，防止肺部症状进一步加重，影响血压。在本次治疗过程中，患者低血压症状仍反复出现，因此在原方基础上，二诊时加用炙麻黄。炙麻黄具有宣肺平喘、利水消肿之功效，而生麻黄偏于发汗解表。现代药理研究表明，麻黄具有较好的升压作用，针对该患者病机，对证使用，效果确切。

慢性胃炎

慢性胃炎的中医证型以肝胃不和、肝脾不和多见。"肝为百病之贼",这一观点目前已经被诸多医家所认可。现代社会生活节奏较快,工作压力较大,长期处于这种环境,人们容易产生紧张、焦虑情绪,遇到困难容易发怒、上火。情绪上的波动反映在脏腑上,则容易伤肝,或肝郁气滞、气滞化火,或肝阳上亢、肝火上炎等。其次,由于肝和脾胃在解剖学、生理功能上的特殊关系,肝病往往容易波及脾胃,"见肝之病,知肝传脾,当先实脾"。因此,从某种意义上来讲,肝脾不和、肝胃不和已经成为当前脾胃病的主要证型,临床中常见。

脾胃作为中焦脏腑,对于全身气机的升降运行起着不可替代的作用。脾主升,胃主降,调理脾胃时应注重脾胃气机的升降,防止气机受困于中焦,不能流通,出现脘腹胀满、气逆反胃等。脾喜燥恶湿,胃喜润恶燥,调理脾胃应燥润并用,既要防止湿邪困脾,又要避免胃阴亏虚。需要注意的是,在治疗过程中,脾阴常常被忽视。因此,燥湿健脾也要中病即止,防止燥热伤脾阴。脾阴不足,脾阳独亢,脾脏功能依旧不足。

调理脾胃还应寒热并用，防止苦寒伤阴，寒凉伤胃，抑或胃火上炎，湿热困脾。临床用药可以选择性味较为平和的药物，或是对药配合，取长补短，如遇恶心、呕吐伴有腹泻者，可以黄连配合干姜并用，不仅可以止呕、止泻，而且两药性味相互制约，共同起效。

一、经验用药

胃胀：常用法半夏、柴胡。胃胀多是由于肝气横逆犯脾胃，气机不能正常运行，积聚于中焦所致。柴胡疏肝理气，主升；法半夏降逆和胃，主降。一升一降，调节气机。枳壳、焦槟榔均可促进胃肠道蠕动，改善胃脘胀满症状。严重胃胀者，可以给予沉香粉冲服，以行气降气，改善气机升降功能，增强胃肠道动力。

消化不良：常用生麦芽、鸡内金。消化不良常由肝郁、食积等引起。生麦芽不仅可以消食，而且能疏肝理气。鸡内金消食积效果较强，尤其对于小儿食积者，可以研末冲服。

幽门螺杆菌感染：常用鱼腥草、蒲公英。现代药理学研究表明，鱼腥草、蒲公英具有广谱杀菌作用，对幽门螺杆菌具有抑制作用。

胃灼热、反酸：常用煅龙骨、煅牡蛎、海螵蛸、黄连。这些药可中和胃酸、平肝和胃。

呃逆：常用旋覆花、赭石、沉香。这些药可理气降逆、化痰和胃，使胃气以降为顺。

便秘：常用虎杖、胡黄连、酒大黄、肉苁蓉。这些药可清热泻火通便,或润肠通便,适用于不同年龄、不同病证人群。

胃出血:常用侧柏叶、地榆、槐米炭。这些药可凉血止血,促进胃炎病变部位愈合;出血严重者,可加用白及,在胃黏膜表面形成保护层,巩固止血疗效。

二、病例分析

【病例1】

闫某,女,50岁,初诊日期:2013年5月13日。

中医诊察:胃胀、呃逆1周余。1周前患者胃胀,食后加重,伴有呃逆,气短,胸闷,自觉身热,口苦,困倦乏力,大便2~3日1次,在家自服牛黄清心丸,未见效果,反觉口干,夜间较甚,喜进食冷饮,舌暗红,苔薄白,脉弦细。既往病史:有干燥症病史。平素情绪容易激动。中医诊断:胃脘痛;呃逆。辨证:胃气上逆,阴虚内热。治法:和胃降逆,养阴清热。方药:生地黄15g,生石膏50g(先煎),知母12g,怀牛膝10g,银柴胡10g,胡黄连10g,秦艽8g,鳖甲15g(先煎),丹参30g,法半夏12g,厚朴15g,陈皮12g,白芍18g,玄参20g,紫苏梗8g,太子参15g,生荷叶10g,淡竹叶8g,甘草5g。7剂,水煎服,每日1剂,分两次服用。

2013年5月20日二诊:患者仍自觉身热,伴有胃胀、呃逆,恶心,大便每日1次,气短,眠差,梦多,舌暗红,苔薄白,脉细数。方药:生地黄15g,知母12g,怀牛膝10g,银柴胡10g,胡黄连10g,秦艽8g,鳖甲15g(先煎),丹参30g，法半夏12g，厚朴15g，陈皮12g，白芍18g，玄参20g，太子参15g，生荷叶10g，甘草5g，焦栀子12g，百合30g，赭石30g(先煎)，旋覆花15g，玫瑰花15g，莲子心12g。7剂，水煎服，每日1剂，分两次服用。

2013年5月27日三诊：患者胃脘不适明显好转，身热减轻，偶有乏力、食欲欠佳，夜眠可，舌质暗，苔白，脉沉细。方药：生地黄15g，知母12g，怀牛膝10g，银柴胡10g，胡黄连10g，秦艽8g，鳖甲15g(先煎)，丹参30g，法半夏12g，厚朴15g，陈皮12g，白芍18g，玄参20g，太子参15g，生荷叶10g，甘草5g，焦栀子12g，百合30g，玫瑰花15g，莲子心12g，生黄芪18g，淡竹叶12g，葛根18g，胆南星4g。7剂，水煎服，每日1剂，分两次服用。

按：患者胃脘不适、呃逆，初诊病机主要为胃气上逆、阴虚内热，治疗上给予和胃降逆、养阴清热之品，如法半夏、紫苏梗降逆止呕，生地黄、知母、玄参、鳖甲养阴清热。二诊时，患者仍有身热、多梦，继续给予清热养阴之品，同时加用旋覆代赭汤以和胃降逆，缓解症状。三诊时，患者胃脘不适好转，故去赭石、旋覆花；患者乏力、身热，故加黄芪、淡竹叶、胆南星补气养阴清热。经治疗后，患者症状消失。

【病例2】

石某，女，29岁，初诊日期：2012年6月10日。

中医诊察：胃痛、胃胀2周。患者2周前胃痛、胃胀，呃逆，不反酸，偶有胃灼热，食欲欠佳，大便次数多，每日3~4次，舌红，苔薄黄，脉弦沉。中医诊断：胃痛；呃逆。辨证：肝胃不和，痰湿阻滞。治法：疏肝和胃，化痰祛湿。方用小柴胡汤合半夏泻心汤化裁。方药：柴胡8g，黄芩12g，党参15g，法半夏12g，苍术10g，厚朴9g，陈皮12g，苦杏仁8g，沙参8g，白豆蔻6g(后下)，旋覆花15g，赭石30g(先煎)，紫苏梗10g，黄连8g，薏苡仁24g，干姜10g，鸡内金15g，三七粉3g(冲服)，生甘草5g。7剂，水煎服，每日1剂，分两次服用。

2012年6月17日二诊：胃痛、胃胀较前好转，呃逆消失，仍食欲欠佳，大便次数每日1~2次，舌红，苔薄白，脉弦沉。方药：柴胡8g，黄芩12g，党参15g，法半夏12g，苍术10g，厚朴9g，陈皮12g，苦杏仁8g，沙参8g，白豆蔻6g(后下)，旋覆花15g，赭石30g(先煎)，紫苏梗10g，薏苡仁24g，鸡内金15g，三七粉3g(冲服)，生甘草5g，神曲15g，生山楂15g，生麦芽12g。7剂，水煎服，每日1剂，分两次服用。

2012年6月24日三诊：患者诸症皆减，舌红，苔薄白，脉弦。原方继续口服1周以巩固疗效。

按：患者胃痛、胃胀、食欲差，属少阳证，给予小柴胡汤化裁，以疏肝理气、降逆和胃。旋覆代赭汤和胃降逆，理气下行，缓解症状。苍术、白豆蔻、薏苡仁健脾化湿；黄连、紫苏梗燥湿降气。患者食欲较差，故用神曲、生山楂、生麦芽消食化积。由于夏季湿气较重，食欲较差往往与暑湿犯胃有关，治疗上还可加用藿香、佩兰等芳香燥湿药物，或用甘松开郁醒脾、行气止痛，以改善患者食欲。

【病例3】

王某，女，45岁，初诊日期：2009年3月11日。

中医诊察：胃脘部胀满1周。患者1周前情绪激动后出现胃脘胀满，进食后加重，食欲欠佳，大便干，2~3日1次，舌红，苔白厚，脉弦。中医诊断：胃胀；纳差。辨证：肝脾不和，气机不调。治法：疏肝健脾，调畅气机。方用半夏泻心汤合四君子汤化裁。方药：柴胡12g，白芍18g，党参15g，白术10g，茯苓18g，甘草4g，法半夏18g，黄连12g，干姜10g，黄芩10g，焦槟榔15g，木香5g，桂枝6g，紫苏梗8g，生麦芽18g，炒薏苡仁15g。7剂，水煎服，每日1剂，分两次服用。

2009年3月18日二诊：胃脘胀满明显好转，食欲较前改善，大便1~2日1次，较通畅，舌红，苔薄白，脉弦。方药：柴胡12g，白芍18g，党参15g，白术10g，茯苓18g，甘草4g，法半夏8g，黄连12g，干姜10g，黄芩10g，焦槟榔15g，木香5g，桂枝6g，紫苏梗8g，生麦芽18g，炒薏苡仁15g，神曲15g，生山楂15g。7剂，水煎服，每日1剂，分两次服用。

2009年3月25日三诊：患者基本无不适，舌红，苔薄白，脉弦。原方继续口服1周以巩固疗效。

按：患者情绪波动后出现胃脘胀满症状，治疗当以疏肝为主，给予柴胡、木香、焦槟榔、生麦芽等疏肝理气之品，以调畅气机。患者舌苔白厚，食欲欠佳，伴有大便不调，与脾虚湿盛有关，给予四君子汤配合炒薏苡仁健脾祛湿，增强脾胃的运化、受纳功能；给予紫苏梗、黄连、神曲、生山楂以改善患者食欲。患者肝气得疏，脾气得运，胃气得降，则诸症大减。

【病例4】

魏某，男，56岁，初诊日期：2012年7月2日。

现病史：胃痛、便秘2天。患者2天前晚餐进食烧烤后出现间断胃痛，有固定压痛点，胃胀，伴有胃灼热，大便干结，便色黑，排便困难，口有异味，就诊于附近医院，化验大便隐血为阳性，给予奥美拉唑片口服，胃痛症状有缓解，余症同前。中医诊察：胃痛，胃胀，便秘，便血，口有异味，舌红，苔黄腻，脉数有力。中医诊断：胃痛；胃出血。辨证：湿热蕴胃，迫血妄行。治法：清热，利湿，止血。方药：黄芩15g，赤白芍各20g，甘草5g，胡黄连12g，木香8g，焦槟榔15g，苍术15g，黄柏10g，虎杖12g，侧柏叶10g，地榆15g，槐米炭12g，枳壳10g，沉香5g(后下)，生山楂18g，大黄8g。7剂，水煎服，每日1剂，分两次服用。

2012年7月9日二诊：患者胃痛明显减轻，大便2日1行，较前通畅，黄褐色，仍偶有腹胀，食欲较前明显好转，舌红，苔薄黄，脉数。方药：黄芩15g，赤白芍各20g，甘草5g，胡黄连10g，木香8g，焦槟榔15g，苍术15g，黄柏10g，虎杖12g，枳壳10g，沉香5g(后下)，生山楂18g，生大黄8g，大腹皮15g，鸡内金15g。7剂，水煎服，每日1剂，分两次服用。

2012年7月16日三诊：患者诸症皆消，舌红，苔薄黄，脉弦。原方继续口服1周以巩固疗效。

按：患者进食辛辣、肥甘厚腻之品，积聚于胃，易生湿热，湿热犯胃，胃受纳功能失司，故见胃痛；湿热迫血妄行，血溢脉外，故见消化道出血、大便隐血，使胃痛加重；胃肠道淤积，故见便秘、腹胀；胃气上逆，故见口有异味。方中黄芩、黄柏、大黄皆为苦寒之品，可以清热燥湿，治疗疾病之本因；焦槟榔、苍术、枳壳、沉香降气除胀，改善胃肠道功能；胡黄连清虚热、消食积，临床应用于食积引起的便秘，效果较好，配合虎杖、大黄使用，具有通腹排便作用；侧柏叶、地榆、槐米炭具有清热、凉血止血功效，治疗胃炎、胃溃疡引起的胃出血有较好的疗效。

【病例5】

李某，女，85岁，初诊日期：2019年11月20日。

既往史：患者有慢性胃炎多年，间断服用奥美拉唑等药物。中医诊察：上腹胀，口干、口苦，偶有反酸、胃灼热，舌红，苔黄腻，脉弦。中医诊断：胃胀。辨证：寒热错杂，脾虚湿盛。治法：清上温下，健脾利湿。方药：黄芩10g，黄连10g，法半夏9g，干姜5g，生甘草5g，大枣5g，太子参10g，煅瓦楞子15g(先煎)，海螵蛸12g，川贝母6g，吴茱萸3g，香附6g，白豆蔻6g(后下)，佩兰8g，砂仁6g(后下)。7剂，水煎服，每日1剂，分两次服用。

2019年11月27日二诊：患者上腹胀好转，反酸、胃灼热明显减轻，情绪激动后偶有胃脘不适，舌红，苔薄黄，脉弦。方药：上方加柴胡8g。7剂，水煎服，每日1剂，分两次服用。

2019年12月4日三诊：患者诸症明显好转，舌红，苔薄黄，脉弦。原方继续口服1周以巩固疗效。

按：患者上腹不适，寒热错杂，给予半夏泻心汤加减，同时配合煅瓦楞子、海螵蛸、川贝母等药，以改善患者症状；偶与情绪有关，给予柴胡、香附疏肝理气解郁，从根本上缓解症状。

【病例6】

闫某，女，51岁，初诊日期：2019年11月28日。

中医诊察：胃脘胀满，恶心，偶有呕吐，伴有脱发，舌暗红，苔白腻，脉滑。中医诊断：胃胀。辨证：脾虚湿盛，气滞血瘀。治法：健脾利湿，行气活血。方药：枳实10g，白芍15g，太子参15g，炒白术12g，生甘草6g，陈皮12g，法半夏12g，黄芩15g，黄连8g，干姜10g，何首乌15g，侧柏叶20g，地肤子20g，女贞子15g，墨旱莲10g，厚朴18g。7剂，水煎服，每日1剂，分两次服用。

2019年12月5日二诊：患者胃脘胀稍有缓解，恶心、呕吐消失，仍有脱发，偶有烦躁，睡眠差，舌暗红，苔白腻，脉滑。方药：枳实10g，白芍15g，太子参15g，炒白术12g，生甘草6g，陈皮12g，法半夏12g，鹿角胶6g(烊化)，焦栀子8g，茯苓15g，何首乌15g，侧柏叶20g，地肤子20g，广藿香10g，白豆蔻10g，厚朴18g。7剂，水煎服，每日1剂，分两次服用。

2019年12月12日三诊：患者胃脘胀明显缓解，烦躁减轻，睡眠可，仍有脱发，舌暗红，苔白，脉滑。方药：枳实10g，白芍15g，太子参15g，炒白术12g，生甘草6g，陈皮12g，法半夏12g，鹿角胶6g(烊化)，焦栀子8g，茯苓15g，何首乌15g，侧柏叶20g，地肤子20g，水蛭10g，莪术8g，厚朴18g。7剂，水煎服，每日1剂，分两次服用。

2019年12月19日四诊：患者胃脘胀消失，脱发好转，舌暗红，苔薄白，脉可。原方继续口服1周以巩固疗效。

按：患者胃脘部胀满，伴有恶心、呕吐，属脾虚湿盛，伴有胃火，治疗上给予六君子汤、干姜黄芩黄连汤、半夏泻心汤合方化裁，同时给予藿香、白豆蔻增强健脾利湿之力。加之患者脱发，给予二至丸加地肤子、侧柏叶、何首乌、鹿角胶滋补肝肾，止脱。患者舌暗红，瘀血较重，故加用水蛭、莪术破血通络，活血化瘀，以改善微循环。患者失眠、烦躁，故用焦栀子除烦安神。

呃逆

呃逆属于西医之膈肌痉挛，是由于膈肌、膈神经、迷走神经或中枢神经等受到刺激后引起一侧或双侧膈肌的阵发性痉挛，伴有吸气期声门突然关闭，发出短促响亮的声音。

呃逆的病因有很多，主要分为颅内原因和颅外原因。颅内原因包括颈椎肿瘤、后颅窝肿瘤形成压迫或颅内高压，脑膜炎、脑脓肿和带状疱疹继发脑脊髓炎感染等。颅外原因包括单纯性甲状腺肿、纵隔压迫、肺癌、食管癌、食管炎等，胃出血、胃癌、胃或十二指肠溃疡穿孔、肠胀气、腹水，尿毒症、肝性脑病、糖尿病酮症酸中毒等。

中医认为，呃逆轻者多不需治疗，重者需辨证论治。呃声沉缓有力，胃脘不舒，得热则减，遇寒则甚，面青肢冷，舌苔白滑，多为寒证。呃声响亮，声高短促，胃脘灼热，口臭烦渴，面色红赤，便秘溲赤，舌苔黄厚，多为热证。呃声时断时续，呃声低长，气出无力，脉虚弱者，多为虚证。呃逆初起，呃声响亮，声频有力，连续发作，脉实者，多属实证。治疗原则为理气和胃、降逆止呃，并在分清寒热虚实的基础上，分别施以祛寒、清热、补虚、泻

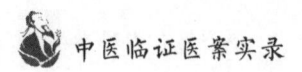

实之法。对于重危病证中出现的呃逆，急当救护胃气。

一、经验用药

旋覆花：味苦、辛、咸，性微温，归肺、脾、胃、大肠经，可消痰下气、软坚行水。

赭石：味苦，性寒，归肝、胃、心、肺经，可平肝潜阳、重镇降逆、凉血止血。

丁香：味辛，性温，归脾、胃、肺、肾经，可温中降逆、散寒止痛、温肾助阳。

紫苏梗：味辛，性温，归肺、脾经，可理气宽中、止痛、安胎。

半夏：味辛，性温，有毒，归脾、胃、肺经，可燥湿化痰、降逆止呕、消痞散结。

沉香：味辛、苦，性微温，归脾、胃、肾经，可行气止痛、温中止呕、纳气平喘。

干姜：味辛，性热，归脾、胃、肾、心、肺经，可温中散寒、回阳通脉、温肺化饮。

二、病例分析

【病例1】

张某，男，46岁，初诊日期：2021年9月30日。

既往史：患者于2年前因第11、12胸椎椎骨骨折伴脱位行手术治疗，遗留有截瘫、大小便失禁。中医诊察：呃逆呈阵发性，呃声低长，进热食后无明显缓解，伴有腹胀，便不干，排便无力，食欲可，但一直控制饮食（担心进食多后腹胀不适），舌暗红，苔黄白腻，脉弦。诊断：呃逆。辨证：痰湿中阻。治法：健脾利湿，和胃降逆。方用旋覆代赭汤化裁。方药：旋覆花15g，赭石10g(先煎)，清半夏9g，干姜4g，茯苓15g，陈皮15g，枳实10g，厚朴10g。7剂，水煎服，每日1剂，分两次服用。

2021年10月8日二诊：患者呃逆、腹胀稍有好转，但停药后仍有反复，大便黏腻不爽，但较前通畅，舌暗红，苔黄稍厚，脉弦。方药：旋覆花15g，赭石10g(先煎)，清半夏9g，白术9g，茯苓15g，陈皮15g，枳实10g，厚朴10g，黄连8g，黄芩8g。7剂，水煎服，每日1剂，分两次服用。

2021年10月15日三诊：患者呃逆基本消失，腹胀较前好转，大便每日1次，大便黏腻好转，舌暗红，苔薄黄，脉弦。方药：旋覆花15g，胡黄连6g，清半夏9g，白术9g，茯苓15g，陈皮15g，枳实15g，厚朴15g，黄芩8g。7剂，水煎服，每日1剂，分两次服用。

按：方中旋覆花、赭石降逆下气，清半夏降气化痰、止呕，配合干姜温中止呕，茯苓、陈皮健脾利湿，枳实、厚朴行气宽中，使气下行，增强君药之功。二诊时，患者停药后见反复呃逆、腹胀，且大便黏腻不爽、舌苔黄厚，考虑出现湿热证候，故在原方基础上，加用黄连、黄芩清热利湿，促进疾病恢复。三诊时，患者仍有腹胀，大便仍黏腻，故在二诊方基础上加大厚朴、枳实用量，以行气宽中。改黄连为胡黄连，以清热利湿、通便。赭石为矿物药，久服碍胃，因此在三诊时去掉。

【病例2】

贾某，男，49岁，初诊日期：2020年6月22日。

既往史：患者于1年前因第6、7胸椎椎骨骨折行手术治疗，术后遗留有截瘫。中医诊察：阵发性呃逆，呃声响亮、短促，心下痞，伴有大便干，兼有排便无力，烦躁，睡眠差，食欲尚可，舌质干，苔黄腻，脉弦细。中医诊断：呃逆。辨证：湿热中阻。治法：清热利湿，和胃降逆。方用小陷胸汤化裁。方药：瓜蒌15g，黄连10g，清半夏9g，紫苏梗9g，枳实10g，厚朴10g。7剂，水煎服，每日1剂，分两次服用。

2020年6月29日二诊：患者呃逆、心下痞较前稍有好转，仍有大便干，排便无力，睡眠差，舌红，苔黄稍厚，脉弦细。化验胃内容物隐血为阳性。方药：瓜蒌15g，胡黄连6g，清半夏9g，紫苏梗9g，枳实10g，厚朴10g，仙鹤草24g，白茅根10g。7剂，水煎服，每日1剂，分两次服用。

2020年7月6日三诊：患者呃逆、心下痞较前明显改善，大便不干，仍有排便无力，睡眠较前好转，舌质红，苔薄黄，脉弦细。复查胃内容物隐血为阴性。方药：茯苓15g，白术10g，生甘草9g，太子参9g，枳实15g，厚朴15g，仙鹤草24g，紫苏梗10g。7剂，水煎服，每日1剂，分两次服用。

按：方中瓜蒌清热化痰、降气，黄连清热利湿、止呕，清半夏健脾利湿、降逆止呕，配合紫苏梗、枳实、厚朴行气宽中、通便。

二诊时，患者呃逆属湿热中阻证，在初诊方基础上，继续给予清热利湿、行气宽中治疗，胡黄连具有清热利湿、通便之效，故将黄连更换为胡黄连。此外，呃逆还可能与胃出血有关，应在辨证论治的基础上，给予仙鹤草、白茅根等凉血止血之品，同时还可以提高免疫力，进一步改善症状。

三诊时，患者湿热之邪殆尽，可停用小陷胸汤，防止苦寒过度伤阴，使病机变得更加复杂；同时症状较前明显改善，可用四君子汤善后。患者仍有排便无力，考虑与脊髓损伤有关，可能为支配肠道运动的神经受损所致，治疗上加大枳实、厚朴用量，以宽中降气，促进肠道运动。

【病例3】

马某，男，62岁，初诊日期：2019年7月27日。

既往史：患者口干、口黏2年余，血压欠平稳1个月，并在（130～160）/（85～95）mmHg波动。中医诊察：间断呃逆，呃声低沉，每日发作10余次，伴有口干、口苦、口黏，喜叹息，舌暗红，苔少津，脉弦细弱。中医诊断：呃逆。辨证：阴虚内热，兼有肝郁。治法：滋阴清热，疏肝解郁。方药：玄参20g，麦冬8g，天冬8g，沙参18g，枸杞子12g，生地黄15g，当归15g，川楝子8g，竹茹15g。7剂，水煎服，每日1剂，分两次服用。

2019年8月3日二诊：患者呃逆次数较前稍有减少，口干减轻，仍有口苦，舌暗红，苔少津，脉弦细弱。方药：玄参20g，麦冬8g，天冬8g，沙参18g，枸杞子12g，生地黄15g，当归15g，川楝子8g，竹茹15g，茯苓8g，旋覆花15g，赭石30g(先煎)，紫苏梗8g。7剂，水煎服，每日1剂，分两次服用。

2019年8月10日三诊：患者呃逆缓解，口干、口黏好转，仍有口苦、喜叹息，舌暗红，苔薄黄，脉弦细。方药：玄参20g，麦冬8g，天冬8g，沙参18g，枸杞子12g，生地黄15g，当归15g，川楝子8g，竹茹15g，茯苓8g，旋覆花15g，赭石30g(先煎)，紫苏梗8g，金钱草20g，清半夏10g。7剂，水煎服，每日1剂，分两次服用。

2019年8月17日四诊：患者诸症消失，舌质红，苔薄黄，脉弦细。继续予原方以巩固治疗。

按：患者间断呃逆，结合舌脉，考虑胃阴虚内热，初诊治疗以增液汤化裁，以滋阴清热为主；同时给予疏肝之品治疗，以改善患者情绪。二诊时，患者症状减轻，在原方基础上，加用茯苓健脾，促进阴津化生，输布全身；加用旋覆花、赭石、紫苏梗降胃气、调气机，标本兼治，增强治疗效果。三诊时，患者仍有口苦，喜叹息，苔薄黄，考虑为肝胆热邪，加用金钱草清肝胆热，加用清半夏燥湿化痰、降逆止呃，进一步缓解症状，直至患者痊愈。

【病例4】

张某，男，67岁，初诊日期：2019年7月19日。

既往史：患者有胃溃疡病史6年余。中医诊察：间断呃逆20余年，伴有胃脘痛，反酸、胃灼热，大便干，伴有腹胀，舌暗红，苔薄黄而少津，脉弦。中医诊断：呃逆。

辨证：肝胃不和，痰热互结。治法：疏肝和胃，清热化痰。方药：姜半夏15g，黄连15g，黄芩18g，干姜15g，太子参15g，浙贝母20g，胆南星8g，竹茹15g。7剂，水煎服，每日1剂，分两次服用。

2019年7月26日二诊：患者呃逆较前好转，胃脘疼痛减轻，偶有胃灼热、反酸，大便仍干，腹胀缓解不明显，舌暗红，苔薄黄，脉弦。方药：姜半夏15g，胡黄连10g，黄芩18g，干姜10g，太子参15g，浙贝母20g，胆南星8g，竹茹15g，海螵蛸20g，沉香片6g(后下)，木香8g，莱菔子15g。7剂，水煎服，每日1剂，分两次服用。

2019年8月2日三诊：患者呃逆明显减轻，胃脘痛、胃灼热、反酸基本消失，大便可，每日1次，排便不困难，腹胀缓解，舌暗红，苔薄白，脉弦。方药：姜半夏15g，胡黄连10g，黄芩18g，干姜8g，太子参15g，浙贝母10g，胆南星8g，竹茹15g，海螵蛸10g，沉香片6g(后下)，木香8g，莱菔子15g，焦槟榔30g，紫苏梗8g，煅瓦楞子24g(先煎)。7剂，水煎服，每日1剂，分两次服用。

2019年8月9日四诊：患者诸症消失，原方口服1周以巩固疗效。

按：患者呃逆多年，伴有反酸、胃灼热、胃痛、腹胀，结合舌脉，辨证为肝胃不和、痰热互结，给予半夏泻心汤化裁治疗，加用浙贝母、胆南星、竹茹以增强清热化痰之力。二诊时，患者仍有反酸、胃灼热、腹胀、便干，将黄连换为胡黄连，以清热通便，加用沉香、木香、莱菔子以

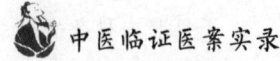

行气通便；海螵蛸中和胃酸，配合浙贝母抑制胃酸分泌。三诊时，患者症状已明显改善，加用焦槟榔、紫苏梗以加强降气行气功效，加用煅瓦楞子消痰化瘀、制酸止痛，进一步巩固疗效。

腹　泻

腹泻属中医"泄泻"范畴，病因主要包括感受外邪、饮食所伤、情志失调、脾肾阳虚等。临床上可见多个证型，包括寒湿中阻、湿热壅滞、肝气乘脾、饮食停滞、肾阳亏虚等，应根据不同的证型采用不同的治疗方法。

一、经验用药

黄连：味苦，性寒，归心、脾、胃、肝、胆、大肠经，可清热燥湿、泻火解毒。

诃子：味苦、酸、涩，性平，归肺、大肠经，可涩肠敛肺、降火利咽。

石榴皮：味酸、涩，性温，归大肠经，可涩肠止泻、止血。研究表明，石榴皮能改善脾虚泄泻小鼠症状，降低造模后小鼠血清 sIgA 含量，提高 T 淋巴细胞百分率及转化率、腹腔吞噬细胞百分率及吞噬指数等指标，提示石榴皮的止泻作用可能与调节机体免疫机制有关。

葛根：味甘、辛，性凉，归肺、脾、胃经，可解肌退热、生津止渴、升阳止泻。

干姜：味辛，性热，归脾、胃、肾、心、肺经，可温

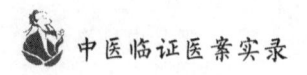

中散寒、回阳通脉、温肺化饮。

二、病例分析

【病例1】

于某，男，67岁，初诊日期：2020年7月24日。

既往史：患者于2014年、2015年分别发生两次脑梗死，遗留左侧肢体活动不利；有高血压病病史30年、高脂血症病史3年余。中医诊察：大便次数多，每日10余次，不成形，口干，大便臭秽，舌红，苔黄厚，脉滑数。中医诊断：泄泻。辨证：湿热中阻。治法：清热利湿。方用葛根芩连汤化裁。方药：葛根9g，黄芩9g，黄连9g，生甘草6g。3剂，每剂浓煎取100mL，每日1剂，分两次服用。

2020年7月31日二诊：患者大便次数较前减少，每日不到10次，略成形，口不干，舌质红，苔薄黄，脉滑数。方药：葛根12g，黄芩9g，黄连9g，生甘草6g，干姜3g。3剂，煎服法同前。

2020年8月7日三诊：患者大便次数明显减少，每日1~2次，大便成形，不伴口干，舌红，苔薄黄，脉滑。方药：茯苓15g，炒白术9g，党参9g，生甘草6g，陈皮15g，清半夏8g。7剂，煎服法同前。

按：患者属湿热中阻证，里热炽盛，内迫肠道，故见大肠传导失司、下利；灼伤津液，故见口干、口渴。方中葛根升清止泻，黄连、黄芩清热利湿，清肠胃热而止利；生甘草甘缓和中，调和诸药。二诊时，患者泄泻次数较前明显减少，舌苔变薄，加用干姜，一是起到反佐作用，二是防止苦寒伤胃。三诊时，患者腹泻症状已明显好转，改用六君子汤健脾和中、祛湿，后患者逐渐痊愈。

【病例2】

谢某，男，75岁，初诊日期：2020年9月18日。

既往史：患者有多次脑梗死病史，2020年再次因脑梗死入院治疗，遗留认知障碍、双侧肢体活动不利；有高血压病病史20年、反复肺部感染病史1个月。中医诊察：患者长期卧床，偶有咳嗽、咳痰，多次使用抗生素后，大便次数多，呈水样便，每日10～20次，口不渴，口服蒙脱石散、盐酸小檗碱、益生菌等药物后，患者腹泻次数均未见好转，为求进一步治疗，遂来中医科就诊。舌暗红，苔白，脉弦。中医诊断：泄泻。辨证：脾虚湿盛。治法：健脾利湿。方用参苓白术散化裁。方药：党参9g，炒白术12g，茯苓15g，白扁豆8g，陈皮15g，山药15g，莲子9g，砂仁6g(后下)，炒薏苡仁24g，桔梗15g，诃子9g。7剂，水煎服，每日1剂，分两次服用。

2020年9月25日二诊：患者大便次数较前明显减少，每日6～7次，大便呈糊状，食欲可，舌暗红，苔薄白，脉弦。方药：炒白术12g，茯苓30g，白扁豆9g，陈皮15g，山药15g，莲子9g，砂仁6g(后下)，炒薏苡仁30g，桔梗15g，诃子9g，石榴皮9g。7剂，水煎服，每日1剂，分两次服用。

2020年10月9日三诊：患者泄泻次数明显减少，每日2～4次，大便呈糊状，偶有成形，食欲可，咳嗽、咳痰好转,舌暗红,苔薄白,脉弦。方药:炒白术 15g,茯苓 15g,白扁豆 9g,桔梗 15g,陈皮 15g,莲子 9g,砂仁 6g(后下),炒薏苡仁 15g。7 剂,水煎服,每日 1 剂,分两次服用。

按:患者长期使用抗生素,容易伤及脾胃,肠道固涩失司,故见泄泻,使用多种止泻药物后,病情仍未见好转。中医辨证为脾虚湿盛,治疗上给予健脾祛湿、收敛固涩之品,同时给予诃子、石榴皮等涩肠止泻,力求速效。经治疗后,患者脾虚湿盛症状逐渐好转,直至大便正常。

【病例3】

王某,女,65 岁,初诊日期:2021 年 11 月 18 日。

既往史:患者有腰椎间盘突出症病史 1 年余,平素血压偏低。中医诊察:患者 1 周前因进食不当后出现腹泻,每日大便 10 余次,呈水样便,伴有阵发性小腹冷、腹痛,逐渐开始出现乏力、怕冷,胃口尚可,但进食约半饱后即出现腹泻,自服蒙脱石散、盐酸小檗碱、复方双歧杆菌等药物,仍未见任何好转,舌暗红,苔白厚,脉沉。中医诊断:泄泻。辨证:脾阳亏虚,伴有湿邪困阻。治法:温阳健脾,利湿。方用附子理中丸化裁。方药:黑顺片 10g(先煎),干姜 9g,炙甘草 6g,党参 10g,炒白术 15g,山药 15g,小茴香 9g,益智仁 6g(后下)。7 剂,水煎服,每日 1 剂,分两次服用。

2021 年 11 月 25 日二诊:患者大便次数较前减少,每日大便 5~6 次,大便呈糊状,仍有小腹冷,进食半饱后仍容易腹泻，手足凉，食欲可，舌暗红，舌体胖大，苔白，脉沉。方药：黑顺片 10g（先煎），干姜 15g，炙甘草 6g，党参 10g，炒白术 15g，山药 15g，小茴香 10g，益智仁 9g（后下），诃子 9g，茯苓 30g，猪苓 15g。7 剂，水煎服，每日 1 剂，分两次服用。

2021 年 12 月 2 日三诊：患者大便次数较前明显好转，大便每日约 2 次，成形，小腹冷、四肢凉较前好转，食欲可，进食 7～8 分饱后，仍有排便感，舌暗红，舌体胖，苔薄白，脉沉。方药：黑顺片 15g（先煎），干姜 18g，炙甘草 9g，党参 10g，炒白术 15g，山药 15g，小茴香 10g，益智仁 9g（后下），诃子 9g，茯苓 30g，猪苓 15g，炒麦芽 10g。7 剂，水煎服，每日 1 剂，分两次服用。

2021 年 12 月 9 日四诊：患者每日大便 1 次，进食后无明显排便感，小腹冷、四肢凉均较前好转。继续给予原方 7 剂口服，以巩固疗效。

按：患者进食不当后，出现腹痛、腹泻，伴有大便不成形，尤其是进食半饱后加重，考虑患者素体怕冷，加之脾虚湿盛，运化功能减弱，进食后脾胃运动负荷加重，更容易伤及脾阳。因此，治疗上给予附子理中丸温阳健脾。患者小腹冷，给予小茴香、益智仁温脾肾及下焦，患者症状逐渐好转。患者脾虚湿盛，给予茯苓、猪苓等药健脾利湿，缓解症状。患者腹泻与进食不当有关，给予炒麦芽健胃消食、疏肝理气。患者腹泻症状明显，给予诃子收敛止泻。

便 秘

便秘是临床常见疾病，可单独出现，也可伴发于其他疾病，临床表现形式多样，如大肠传导功能失常，肠道蠕动功能下降，排便无力，周期延长；排便周期正常，但粪质干结，排便艰难；粪质不硬，有便意，但排出不畅，短时间内需要多次排便。

胃肠积热型便秘多见于青壮年人群。青壮年素体阳盛，或饮酒过多，或过食辛辣、肥甘厚味，或肺燥下移大肠，可导致胃肠积热，津液耗伤，致肠道干涩热结。

食积不化型便秘多见于小儿。小儿体质尚未发育完全，脾胃虚弱，过食过饮均可损伤脾胃，导致脾胃运化无力，食积于内，津液不行，形成便秘。

人们忧愁思虑过度，或情绪郁结，导致肝气郁滞，气机不畅，升降失司，导致腑气不通，传导失职，糟粕内停而成便秘。肝气犯脾，脾虚运化功能不足，精微物质不能供养全身，肝脾不和，加重便秘。

老年人体弱，气血亏虚，津液不足；或久病伤阴，气虚则大肠传导无力，阴虚血亏则肠道干涩，使大便干结，排出困难。

一、经验用药

大黄：味苦，性寒，归脾、胃、大肠、肝、心包经，可泻下攻积、清热泻火、解毒、活血祛瘀。生大黄泻下之力较强，入汤剂应后下；酒大黄泻下之力较弱，活血作用较好，适用于瘀血证。

胡黄连：味苦，性寒，归肝、胃、大肠经，可退虚热、除疳热、清湿热，擅长清小儿疳积发热，治疗消化不良。

厚朴：味苦、辛，性温，归脾、胃、肺、大肠经，可行气燥湿、消积平喘，为除胀之要药。

莱菔子：味辛、甘，性平，归脾、胃、肺经，可消食除胀、降气化痰。

肉苁蓉：味甘、咸，性温，归肾、大肠经，可补肾阳、益精血、润肠通便，适宜于老年人肾阳不足、精血亏虚者。

火麻仁：味甘，性平，归脾、胃、大肠经，可润肠通便，适用于体内津液不足的肠燥便秘者，通常与其他润肠通便药物同用。

玄参：味苦、甘、咸，性微寒，归肺、胃、肾经，可清热凉血、滋阴解毒，用于治疗阴虚津亏型便秘。

麦冬：味甘、微苦，性微寒，归心、肺、胃经，可养阴润肺、益胃生津、清心除烦，用于治疗胃阴虚或热伤胃阴引起的大便干燥。

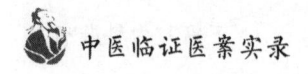

二、病例分析

【病例1】

李某，男，79岁，初诊日期：2019年10月10日。

中医诊察：患者近2周来无明显诱因开始出现便秘，4日1行，大便干结，排出困难，食欲差，夜眠差，舌红少苔，脉沉细。中医诊断：便秘。辨证：气阴两虚，肾虚精亏证。治法：益气养阴，补肾填髓。方用增液汤化裁。方药：生地黄15g，玄参15g，麦冬15g，生黄芪15g，火麻仁15g，山萸肉15g，太子参9g。7剂，水煎服，每日1剂，分两次服用。

2019年10月17日二诊：患者大便变软，3日1行，排便困难稍有缓解，睡眠较前改善，食欲仍欠佳，舌淡红，苔薄白，脉沉细。方药：生地黄15g，玄参30g，麦冬15g，生黄芪15g，火麻仁15g，山萸肉15g，太子参9g，生麦芽10g，生山楂10g，鸡内金10g。7剂，水煎服，每日1剂，分两次服用。

2019年10月25日三诊：患者大便较前明显好转，2日1行，大便软，排便正常，食欲改善，舌红，苔薄白，脉沉。方药：生地黄15g，玄参30g，麦冬15g，生黄芪15g，火麻仁15g，山萸肉15g，太子参12g，肉苁蓉15g。7剂，水煎服，每日1剂，分两次服用。

2019年11月1日四诊：患者大便软、成形，1~2日1行，余无不适。原方继续服用1周。

按：患者为老年男性，肾虚精亏，气阴不足，治疗上当给予益气养阴、补肾填髓之品治疗。其中，补肾填髓是治疗该病的根本。此外，老年患者首诊切忌大泻，防止脱水过多，诱发心肌梗死、脑梗死等疾病。

老年人便秘，多见肾精不足、气阴两虚、阳虚等病机，少见胃肠积热等病机，治疗上主要应补津液、补气、补肾精，使体内精气、津液得以充盈，可从根本上缓解疾病。在补肾阴的同时，可以适当补充肾阳，因阴阳可以相互转化、相互促进。部分补药如生黄芪、肉苁蓉也具有通便作用，可以配合使用。

【病例2】

李某，男，55岁，初诊日期：2019年11月15日。

现病史：患者因脑梗死1个月住院治疗，肢体偏瘫，卧床，可辅助站立，言语不利，生活不能自理。中医诊察：患者排便困难，排便无力，大便无干结，4~5日1行，偏瘫，食欲差，偶有腹胀，舌红，苔根白厚，脉沉。中医诊断：便秘。辨证：气机失调，脾胃虚弱。治法：理气健脾，和胃祛湿。方用枳术丸化裁。方药：枳实24g，白术30g，柴胡9g，生山楂10g，大腹皮15g，草果8g，茯苓15g，厚朴30g，豨莶草15g，三七粉3g(冲服)，红景天15g。7剂，水煎服，每日1剂，分两次服用。

2019年11月22日二诊：患者排便较前好转，3日1行，大便较前稍通畅，食欲有所改善，但患者仍觉排便无力，舌红，苔根白，脉沉。方药：枳实30g，白术30g，柴胡9g，生山楂10g，大腹皮15g，草果8g，茯苓15g，厚朴

30g，升麻 4g，生麦芽 10g，豨莶草 15g，三七粉 3g(冲服)，红景天 15g。7 剂，水煎服，每日 1 剂，分两次服用。

2019 年 11 月 29 日三诊：患者排便较前通畅，2 日 1 行，食欲尚可，舌红，苔根白，脉沉。原方继续服用。

按：患者脑梗死后出现偏瘫，支配胃肠道的神经功能受损，肠道蠕动减慢，加之患者长期卧床，活动量明显减少，胃肠蠕动功能进一步减退，导致患者虽然大便不干结，但是排便无力。因此，治疗上应采用健脾祛湿、降气除胀、通便之法治疗。

此外，该患者脑梗死后，行动不利，生活不能自理，因此，治疗不能仅集中在便秘方面，应该从引发便秘的基础病——脑梗死入手，给予活血通络药物治疗，改善患者的神经支配功能。胃肠道蠕动无力多见于脑梗死、久病卧床患者，治疗上给予中医药辨证论治，同时也应加强患者翻身起坐、辅助站立等康复训练，而不能单纯依靠药物治疗。中医药在治疗便秘方面具有优势，就在于根据患者证型标本兼治，而不是一味地使用泻药去通便。结合患者病情，治疗上还应该调节整体气机，使患者气机升降功能正常，柴胡、升麻提升气机，枳实、厚朴、大腹皮破气除痞，使气机升降平衡；茯苓、白术、草果健脾利湿，使脾胃功能得以健运；生山楂、生麦芽改善食欲，促进胃肠功能恢复。

【病例3】

孙某，女，44 岁，初诊日期：2019 年 9 月 23 日。

中医诊察：患者排便困难，大便干，3日1次，脱发较多，排便时汗出多，眼睛干涩，纳可，睡眠差，偶有头晕，舌暗红，苔薄而润，脉弦细、重按无力。中医诊断：便秘。辨证：脾胃虚弱，肝肾不足。治法：益胃健脾，滋补肝肾。方用六君子汤化裁。方药：枳实12g，白术10g，党参15g，茯苓10g，甘草5g，麦冬9g，姜半夏12g，干姜15g，当归20g，厚朴18g，炒莱菔子20g，玄参30g，熟地黄12g，酒大黄8g(后下)，芒硝8g(冲服)，焦槟榔28g，乌药8g，沉香5g(后下)。7剂，水煎服，每日1剂，分两次服用。

2019年9月30日二诊：患者排便较前容易，大便不干，2日1次，排便无明显汗出，眼睛干涩较前好转，睡眠仍欠佳，舌暗红，苔薄白，脉弦细、重按无力。方药：枳实12g，生白术10g，党参15g，茯苓10g，甘草5g，麦冬9g，姜半夏12g，干姜15g，当归20g，厚朴18g，炒莱菔子20g，玄参30g，熟地黄12g，酒大黄8g(后下)，芒硝8g(冲服)，焦槟榔28g，乌药8g，沉香5g(后下)，胡黄连8g，炒决明子30g，珍珠母30g(先煎)，制何首乌15g，桑椹18g，枸杞子15g。7剂，水煎服，每日1剂，分两次服用。

2019年10月8日三诊：患者排便较前通畅，每日1次，仍有眼睛干涩，纳眠可，舌暗红，苔白，脉弦细。方药：枳实12g，白术10g，党参15g，茯苓10g，甘草5g，麦冬9g，姜半夏12g，干姜15g，当归20g，厚朴18g，炒莱菔子20g，玄参30g，熟地黄12g，酒大黄8g(后下)，芒硝8g(冲服)，焦槟榔28g，乌药8g，沉香5g(后下)，胡黄连8g，白芍15g，珍珠母30g(先煎)，制何首乌15g，桑椹18g，川芎

10g。7剂，水煎服，每日1剂，分两次服用。

2019年10月15日四诊：患者诸症减轻，无明显不适。方药：枳实12g，白术10g，党参15g，茯苓10g，甘草5g，麦冬9g，姜半夏12g，干姜15g，当归20g，厚朴18g，炒莱菔子20g，玄参30g，熟地黄12g，焦槟榔28g，乌药8g，白芍15g，珍珠母30g(先煎)，丹参15g，桑椹18g，川芎10g。7剂，水煎服，每日1剂，分两次服用。

按： 结合患者症状、体征及舌脉，辨证为脾胃虚弱。一诊时，治疗上给予六君子汤健脾利湿和胃，同时加用枳实、厚朴、莱菔子、乌药、焦槟榔等，以促进肠道蠕动；加用酒大黄、芒硝，以增加肠道水分，通便泄热，缓解症状。二诊时，患者眼睛干涩、睡眠差、脉细无力，属肝肾不足证，治疗上加用珍珠母、制何首乌、桑椹、枸杞子等滋补肝肾，患者症状逐渐缓解。三诊时，患者眼睛仍干涩，舌仍暗红，脉弦细，故在原方基础上，加用白芍平肝抑阳、滋阴养血，加用川芎活血化瘀，改善眼周供血。四诊时，患者诸症减轻，加用丹参以改善全身微循环。

【病例4】

曹某，男，58岁，初诊日期：2018年8月16日。

现病史：患者脊髓损伤1年余，截瘫，下肢活动不利，平素依靠轮椅出行。中医诊察：患者排便无力，大便困难、干结，每日1次，需用开塞露辅助排便，口舌生疮、溃疡，伴有腹胀、腰背胀、双下肢大腿根胀，夜间影响睡眠，舌暗红，苔黄厚，脉弦。中医诊断：便秘。辨证：胃肠积热。

治法：通腑泄浊，清热除胀。方用大承气汤化裁。方药：枳实15g，厚朴15g，焦槟榔15g，酒大黄8g(后下)，芒硝9g(冲服)，炒莱菔子10g，沉香5g(后下)。7剂，水煎服，每日1剂，分两次服用。

2018年8月23日二诊：患者仍有大便干结，排便无力，需用开塞露辅助排便，舌暗红，苔黄稍厚，脉弦。方药：枳实30g，厚朴30g，焦槟榔15g，酒大黄30g(后下)，芒硝9g(冲服)，炒莱菔子10g，沉香5g(后下)，大腹皮15g，虎杖15g，乌药9g，黄连9g，黄芩9g。7剂，水煎服，每日1剂，分两次服用。

2018年8月30日三诊：患者便秘明显减轻，大便每日1次，偶尔需用开塞露辅助排便，腹胀较前缓解，可入睡，食欲好转，舌暗红，苔薄黄，脉弦。方药：枳实30g，厚朴50g，焦槟榔15g，酒大黄40g(后下)，芒硝9g(冲服)，炒莱菔子10g，沉香9g(后下)，大腹皮15g，虎杖15g，乌药9g，黄连9g，黄芩9g。7剂，水煎服，每日1剂，分两次服用。

2018年9月6日四诊：患者因便秘症状明显改善，大便稍稀，每日1次，腹胀、后背胀明显缓解，可安然入睡，口舌溃疡明显减轻，舌暗红，苔薄黄，脉弦。方药：枳实15g，厚朴30g，焦槟榔15g，酒大黄15g(后下)，芒硝9g(冲服)，炒莱菔子10g，沉香9g(后下)，大腹皮15g，虎杖15g，乌药9g，黄连9g，黄芩9g，当归15g，丹参15g，全蝎5g。7剂，水煎服，每日1剂，分两次服用。

2018年9月13日五诊：患者大便可，每日1次，下半身胀明显减轻，口腔溃疡消失，舌暗红，苔薄黄，脉弦。

方药：枳实 15g，厚朴 30g，陈皮 15g，酒大黄 10g（后下），清半夏 9g，炒莱菔子 10g，沉香 9g（后下），大腹皮 15g，虎杖 10g，茯苓 15g，白术 15g，黄芩 9g，当归 15g，丹参 15g，全蝎 5g。7 剂，水煎服，每日 1 剂，分两次服用。

按：患者因脊髓损伤，影响下肢运动，截瘫导致下肢运动障碍，肠道蠕动受限；且患者形体肥胖，易生痰湿，积聚后难以排出体外，久则化热；加之长期精神压抑，肝胃不和，导致便秘；热邪上扰，故见口舌生疮。治疗上先给予大承气汤常用量加减，以通腑泄热。一诊后，患者改善不著，二诊、三诊继续加大原方用量，以求荡涤胃肠积热，通畅腑气，同时加用黄连、黄芩等清热利湿之品，标本兼治，患者症状明显好转。四诊、五诊时，患者腑气已通，排便、腹胀均有明显好转，继续给予健脾祛湿治疗，患者舌暗红，瘀血较重，给予当归、丹参、全蝎活血化瘀，进一步善后。

口腔溃疡

口腔溃疡又称"口疮",是发生于口腔黏膜的溃疡性损伤病证,多见于唇内侧、舌头、软腭等部位,发作时疼痛剧烈,局部灼痛明显,甚至影响患者进食、说话,尤其是反复发作的口腔溃疡,给患者带来巨大的痛苦。

一、常见证型

1. 脾胃伏火证

证候:溃疡面糜烂生疮,疮面红肿,灼热疼痛,可伴牙龈肿痛、口渴多饮、尿黄便秘,舌红,苔黄,脉滑数。

治法:清热泻火。

方药:泻黄散化裁。组成:栀子10g,石膏30g,防风10,甘草10g,藿香10g,黄连10g。

2. 心肝火旺证

证候:溃疡面呈黄白色,周围红肿,可融合成片,疼痛较剧烈,同时可出现头顶部痛、头晕、目眩、易怒、口苦等症,舌边尖红,苔黄,脉数。

治法:清肝泻火。

方药:龙胆泻肝汤化裁。组成:龙胆6g,栀子10g,

黄芩9g，柴胡9g，生地黄10g，车前子10g，泽泻10g，通草10g，甘草9g，当归10g。

3. 阴虚火旺证

证候：口疮大小不等且反复发作，呈灰黄色或淡红色，有轻度灼痛，伴有咽干口燥、头晕耳鸣、心悸健忘、失眠多梦、手足心热，舌红少苔，脉细数。

治法：养阴清热。

方药：增液汤化裁。组成：生地黄15g，玄参15g，麦冬15g，甘草10g，石斛15g。

4. 脾肾阳虚证

证候：口舌生疮，溃疡面色白或淡红，数量较少，可反复发作，或伴四肢不温，喜热饮，小便频、清长，大便稀溏，舌淡苔白腻，脉沉弱。

治法：温补脾肾。

方药：金匮肾气丸化裁。组成：熟地黄10g，山药10g，山萸肉10g，牡丹皮10g，泽泻10g，茯苓10g，黑顺片9g，肉桂5g。

二、经验用药

石膏：味辛、甘，性大寒，归肺、胃经，可解肌清热、除烦止渴、生肌敛疮。

黄连：味苦，性寒，归心、脾、胃、肝、胆、大肠经，可清热燥湿、泻火解毒。

大青叶：味苦，性寒，归心、胃经，可清热解毒、凉血消斑。

水牛角：味苦，性寒，归心、肝经，可清热凉血、解毒定惊。

三、病例分析

【病例1】

郑某，男，35岁，初诊日期：2011年9月11日。

既往史：患者有过敏性鼻炎、腰痛病史多年。中医诊察：口腔溃疡反复发作，疮面色红，伴有局部红肿、灼热感，口干渴喜饮，大便黏腻，舌红，苔黄厚，脉滑数。中医诊断：口疮。辨证：脾胃伏火。治法：清脾胃火。方用泻黄散化裁。方药：藿香10g，栀子10g，生石膏30g(先煎)，甘草9g，防风10g，黄连10g。4剂，水煎服，每日1剂，分两次服用。

2011年9月18日二诊：患者口腔溃疡较前好转，疮面色淡红，灼热感减轻，口干好转，舌红，苔黄，脉滑。方药：藿香10g，栀子10g，生石膏30g(先煎)，甘草9g，防风10g，黄连10g，升麻5g，黄芩9g。7剂，水煎服，每日1剂，分两次服用。

2011年9月25日三诊：患者口腔溃疡基本消失，疮面愈合，口干、便秘明显好转。原方继续服用1周以巩固疗效。

按： 脾胃伏火证型为口腔溃疡的主要证型。初诊方用泻黄散化裁，方中生石膏、黄连、栀子可清泄脾胃之热；"火郁发之"，防风宣散脾胃伏火；藿香芳香醒脾，健脾祛湿；甘草调和诸药，泻火和中。二诊在原方基础上，增加黄芩，以增强清热祛湿之力，同时加用升麻清热解毒、发

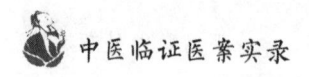

表，患者口腔溃疡逐渐愈合。

【病例2】

李某，女，31岁，初诊日期：2021年12月1日。

既往史：患者有慢性胃炎病史。中医诊察：患者进食辛辣后，容易发生口腔溃疡，疮面色淡红，轻度灼痛，触之疼痛加重，伴有咽干口燥，口干不喜饮，大便干，舌红少苔，脉细数。中医诊断：口疮。辨证：阴虚火旺。治法：滋阴清热。方用增液汤化裁。方药：生地黄15g，玄参15g，麦冬15g，甘草9g，金莲花10g，金银花10g。5剂，水煎服，每日1剂，分两次服用。

2021年12月8日二诊：患者口腔溃疡较前明显减轻，疼痛缓解，口腔干燥较前减轻，大便可，舌红，苔薄白，脉细。方药：生地黄15g，玄参15g，麦冬15g，甘草9g，金莲花10g，金银花10g，水牛角8g(先煎)，石斛15g。7剂，水煎服，每日1剂，分两次服用。

2021年12月15日三诊：患者口腔溃疡疮面明显愈合，疼痛消失。继续用原方口服1周以巩固疗效。

按：阴虚火旺型口腔溃疡多见于熬夜、饮食偏嗜辛辣、长期慢性病患者，治疗上给予滋阴清热、祛火之品。在服药期间，应忌食辛辣，改变不良生活习惯，治疗2周左右多可痊愈。

【病例3】

刘某，男，57岁，初诊日期：2021年11月11日。

既往史：患者有高血压病、冠心病病史多年。中医诊察：口唇内侧溃疡1个，大小约0.5cm×0.5cm，溃疡面色白，触之疼痛，伴有四肢不温，小便次数频、清长，大便不成形，舌淡，苔白腻，脉沉细。中医诊断：口疮。辨证：脾肾阳虚。治法：温补脾肾。方用金匮肾气丸化裁。方药：熟地黄15g，山药15g，山萸肉15g，牡丹皮9g，茯苓10g，肉桂3g，黑顺片5g(先煎)，泽泻15g。4剂，水煎服，每日1剂，分两次服用。

2021年11月18日二诊：患者口腔溃疡面较前缩小，仍有疼痛，小便次数较前减少，大便成形，舌淡，苔白，脉沉。方药：熟地黄15g，山药15g，山萸肉15g，牡丹皮9g，茯苓10g，肉桂3g，黑顺片5g(先煎)，泽泻15g，黄连6g，黄柏6g，干姜3g。7剂，水煎服，每日1剂，分两次服用。

2021年11月25日三诊：患者口腔溃疡消失，无疼痛，大便每日1次，成形，小便正常。舌红，苔薄白，脉沉。原方继续口服1周以巩固疗效。

按：结合患者证候、体征、舌脉表现，可以明确诊断为脾肾阳虚型口疮。脾肾阳虚证属临床少见的证型，一般临床出现口腔溃疡，医家多将其归于热证，而出现寒证时，使用温热药也是慎之又慎，担心症状加重，影响疗效。该病例治疗结果表明，对于虚寒证，临床应大胆使用温阳剂，方中肉桂、黑顺片、干姜除温阳功效外，还可引火归原；同时，对于出现上热下寒表现者，可以使用黄连清中焦热，黄柏清下焦热，防止热盛伤阴。

鼻窦炎

鼻窦炎属中医之"鼻渊"范畴，是指鼻流浊涕、量多不止为主要特征的鼻病，常伴头痛、鼻塞、嗅觉减退、鼻窦区疼痛，久则虚眩不已，是鼻科常见病、多发病之一。鼻窦炎亦有"脑漏""脑砂""脑崩""脑渊"之称，多因外感风热邪毒，或风寒侵袭，久而化热，邪热循经上蒸，侵犯鼻窍；或胆经炎热，随经上犯，蒸灼鼻窍；或脾胃湿热，循胃经上扰；或肺脾气虚，痰饮内阻等引起。

一、经验用药

白芷：味辛，性温，归肺、胃、大肠经，可解表散风、通窍止痛、燥湿止带。

辛夷：味辛，性温，归肺、胃经，可发散风寒、宣通鼻窍。

细辛：味辛，性温，归肺、肾、心经，可祛风散寒、通窍止痛、温肺化饮。

苍耳子：味辛、苦，性温，有毒，归肺经，可散风除湿，通窍止痛。

二、病例分析

【病例1】

李某，男，35岁，初诊日期：2019年11月16日。

既往史：患者有慢性鼻炎病史。中医诊察：患者前额痛，伴有鼻塞，流黄浊涕，烦躁，影响睡眠，舌质红，苔黄，脉弦。中医诊断：鼻渊。辨证：风热犯肺。治法：疏风清热，宣肺通窍。方药：野菊花8g，夏枯草15g，辛夷10g（包煎），防风10g，白芷10g，甘草10g，川芎10g。7剂，水煎服，每日1剂，分两次服用。

2019年11月23日二诊：患者仍有前额痛，鼻塞好转，流涕减少，睡眠较前好转，舌质红，苔薄黄，脉弦。方药：野菊花8g，夏枯草15g，辛夷10g（包煎），防风10g，白芷10g，甘草10g，川芎10g，茯苓15g，麻黄9g，连翘10g，薄荷6g（后下）。7剂，水煎服，每日1剂，分两次服用。

2019年11月30日三诊：患者前额痛、鼻塞较前好转，流涕基本消失，睡眠可。继续口服原方1周，以巩固疗效。

按：患者既往有慢性鼻炎病史，本次发病是因外感风热，肺失宣降所致，给予疏散风热、通宣理肺之品治疗，患者症状较前缓解。二诊时，加用麻黄增加宣肺功效，加用薄荷以清利头目、疏散风热，同时给予连翘疏散风热，茯苓健脾利湿，将外感之邪通过肌表、小便排出体外，正气自安，患者症状明显好转。

【病例2】

阎某，男，53岁，初诊日期：2019年11月2日。

既往史：患者有慢性支气管炎病史。中医诊察：患者鼻痒，打喷嚏频繁，头痛，皮肤瘙痒，伴烦躁，舌暗红，苔薄白，脉弦细。胸部CT检查显示双侧有少量胸腔积液。中医诊断：鼻渊。辨证：肺脾气虚，痰饮凌心。治法：益气健脾，祛痰化饮。方药：生黄芪30g，太子参15g，银柴胡12g，姜半夏9g，炒白术12g，葶苈子15g，茯苓18g，五味子8g，干姜15g，细辛3g，杜仲20g，三七片8g，水蛭3g，川牛膝30g，补骨脂30g，沉香片5g(后下)。7剂，水煎服，每日1剂，分两次服用。

2019年11月9日二诊：患者鼻痒、流清涕、打喷嚏明显减轻，偶有头痛，舌暗红，苔薄白，脉弦细。方药：生黄芪30g，太子参15g，银柴胡12g，姜半夏9g，炒白术12g，葶苈子24g，茯苓18g，五味子8g，干姜15g，细辛3g，杜仲20g，三七片8g，水蛭3g，川牛膝30g，补骨脂30g，沉香片5g(后下)，陈皮10g，瓜蒌30g，黄连8g，厚朴15g。7剂，水煎服，每日1剂，分两次服用。

2019年11月16日三诊：患者鼻痒、流清涕、打喷嚏较前减轻，头痛发作次数明显减少，胸部CT检查显示双侧胸腔积液消失。舌暗红，苔薄白，脉弦细。方药：生黄芪30g，太子参15g，竹茹15g，姜半夏9g，炒白术12g，葶苈子30g，茯苓18g，五味子8g，干姜15g，细辛6g，杜仲20g，三七片8g，水蛭5g，川牛膝30g，郁金12g，沉香片5g(后下)，炒芥子6g，瓜蒌30g，黄连8g，桑白皮20g。7

剂，水煎服，每日1剂，分两次服用。

2019年11月23日四诊：患者诸症消失，继续以原方服用1周。

按：患者有多年慢性支气管炎病史，症见头痛、鼻痒、打喷嚏，结合患者症状、体征及辅助检查，属虚实夹杂之证，给予益气健脾、补肾、祛痰化饮、祛瘀之品治疗。二诊时，患者症状较前减轻，在原方基础上加用陈皮、瓜蒌、厚朴等开胸散结、降气化痰之品。加用黄连，与方中药物合用取小陷胸汤祛痰之意。三诊时，增加炒芥子、桑白皮等药化痰消肿、通窍止痛，患者逐渐痊愈。

【病例3】

崔某，男，41岁，初诊日期：2019年9月8日。

中医诊察：患者鼻塞不通气，伴有瘙痒，眼睛干涩，吹空调后症状加重，伴流清涕，口干，头痛，舌质微暗，苔白腻，脉弦细紧。中医诊断：鼻渊。辨证：风寒犯肺，肺气失宣。治法：祛风解表，宣肺。方药：炙麻黄8g，桂枝10g，白芍15g，干姜6g，苦杏仁8g，细辛3g，清半夏12g，五味子8g，白芷8g，羌活10g，防风15g，荆芥穗8g。7剂，水煎服，每日1剂，分两次服用。

2019年9月15日二诊：患者鼻塞、皮肤瘙痒好转，仍有口干、流清涕、眼睛干涩，头痛减轻，舌质微暗，苔白腻，脉弦细紧。方药：炙麻黄8g，桂枝10g，白芍15g，干姜6g，苦杏仁8g，细辛3g，清半夏12g，五味子8g，白芷8g，羌活10g，防风15g，荆芥穗8g，藿香10g，佩兰10g，蝉蜕 12g，炒蒺藜 10g。7 剂，水煎服，每日 1 剂，分两次服用。

2019 年 9 月 22 日三诊：患者鼻塞、头痛、皮肤瘙痒、流清涕基本消失，仍有口干、眼睛干涩，舌质微暗，苔薄黄，脉弦细。方药：炙麻黄 8g，桂枝 10g，白芍 15g，干姜 6g，苦杏仁 8g，细辛 3g，清半夏 12g，五味子 8g，白芷 8g，羌活 10g，防风 15g，荆芥穗 8g，藿香 10g，佩兰 10g，蝉蜕 12g，炒蒺藜 10g，黄芩 15g，杭菊 12g。7 剂，水煎服，每日 1 剂，分两次服用。

2019 年 9 月 29 日四诊：患者诸症消失，继续以原方巩固治疗 1 周。

按：患者为中青年男性，出现鼻塞、流涕、头痛症状，伴瘙痒，受凉后加重。结合患者症状、体征及舌脉，考虑为风寒犯肺、肺气失宣证，治疗上给予麻黄汤化裁，加用细辛、白芷通窍，羌活、防风、荆芥穗解表，清半夏燥湿健脾。二诊时，患者症状减轻，但仍有明显不适，在原方基础上增加藿香、佩兰健脾利湿，祛除体内湿气；蝉蜕、炒蒺藜祛风止痒，缓解症状。三诊时，患者仍有口干、眼干症状，且舌苔转为薄黄，考虑出现阳明、少阳病症状，给予黄芩、杭菊清上焦热，清温并用，起到最佳的治疗效果。

面　瘫

中医称面瘫为"口僻""歪嘴风",发病急速,多为单侧发病,青壮年多见,冬春或秋冬季节多见。

一、病因病机

1. 多以正气不足为诱因

临床上,面瘫起病多是由于正气不足。患者发病前,多有劳累、熬夜、精神紧张等情况,正气不足导致脉络空虚,卫表不固,甚至气血痹阻。

2. 感受风邪为直接原因

正气不足,则患者容易外感风邪,尤其是冬春季节多风,加之防护不当,肌肉纵缓不收,筋脉失于濡养。患者在睡眠中受风,醒来后容易出现口眼㖞斜、肌肤麻木不仁等症,多为急性起病。风邪在不同季节又有风寒、风热之分。风寒证多见舌淡、苔薄白、脉浮紧,而风热证多见舌红、苔黄、脉浮数。

二、经验用药

全蝎:味辛,性平,有毒,归肝经,可息风止痉、攻毒散结、通络止痛，常用量为 3～6g。

白附子：味辛，性温，有毒，归胃、肝经，可祛风痰、定惊搐、解毒散结止痛，常用量为 3～6g。

僵蚕：味辛、咸，性平，归肺、肝、胃经，可祛风解痉、化痰散结，常用量为 5～10g。

三、病例分析

【病例1】

杨某，女，54岁，初诊日期：2013年7月2日。

既往史：患者有糖尿病、高脂血症、胆结石病史。现病史：面瘫1周。患者近日因工作压力较大，常熬夜，2013年6月25日因夜间受风突然面部㖞斜，患侧颜面感觉异常，无肢体运动障碍，无言语、吞咽障碍。中医诊察：面瘫，乏力，患侧颜面感觉迟钝，伴有麻木不仁，舌暗红，苔薄白，脉弦细。中医诊断：面瘫。辨证：气虚血瘀，风邪中络。治法：补气行血，祛风通络。方用黄芪桂枝五物汤合牵正散化裁。组成：黄芪30g，桂枝9g，白芍15g，炒白术10g，防风15g，全蝎8g，僵蚕9g，白附子9g（先煎），当归12g，川芎8g，牡丹皮8g，生地黄12g，荆芥8g，地龙12g，桃仁10g，红花8g，甘草5g，荷叶8g。7剂，水煎服，每日1剂，分两次服用。

2013年7月9日二诊：患者自觉患侧颜面部皮肤感觉逐渐灵敏，但仍有麻木感觉，口眼㖞斜好转，乏力减轻，舌暗红，苔薄白，脉弦细。方药：效不更方。7剂，水煎服，每日1剂，分两次服用。

2013年7月16日三诊：患者口眼㖞斜症状已不明显，患侧颜面仍有麻木感觉，乏力感消失。嘱患者避免劳累、受风。

按：患者平素工作压力大，运动较少，加之熬夜，容易耗气伤阴，症见乏力、舌暗红，脉细。夜间不慎外感风邪，风邪阻络，导致患者颜面肌肤麻木不仁、口眼㖞斜。临床治疗气虚证之肢体麻木，首选黄芪桂枝五物汤治疗该病之本，加用牵正散祛风通络，起到治标的作用。此外，在原方基础上，加用当归、川芎、桃仁、地龙等活血化瘀、通络之品，可加强原方的功效；同时加用荆芥，以增强解表之力。患者有高脂血症、胆结石病史，故加荷叶清热利湿、升发清阳。

【病例2】

刘某，男，50岁，初诊日期：2019年10月15日。

现病史：面瘫3日。患者因家属脑梗死后连日照顾家属，夜间休息不佳，3日前夜间受风后，晨起出现面瘫，伴有颜面部肌肉抽搐，感觉迟钝。中医诊察：面瘫，肌肉抽搐，感觉迟钝，夜眠差，舌尖红，苔黄厚，脉弦。中医诊断：面瘫。辨证：风痰阻络，心肾不交。治法：祛风通络，交通心肾。方用封髓丹合牵正散化裁。方药：淡豆豉9g，栀子9g，知母8g，黄柏8g，砂仁6g(后下)，甘草9g，炒酸枣仁30g，合欢皮12g，防风15g，全蝎8g，僵蚕9g，白附子9g。7剂，水煎服，每日1剂，分两次服用。

2019年10月22日二诊：患者面瘫症状较前好转，睡眠可，仍有多梦，舌尖红，苔薄黄，脉弦。方药：淡豆豉9g，栀子9g，知母8g，黄柏8g，砂仁6g(后下)，甘草9g，炒酸枣仁30g，合欢皮12g，防风15g，全蝎8g，僵蚕9g，白附子9g，远志10g，珍珠母30g(先煎)。7剂，水煎服，每日1剂，分两次服用。

2019年10月29日三诊：患者睡眠可，面瘫症状明显改善。嘱患者按时作息，不要劳累，避免受风，提高机体免疫力，原方继续口服1周以巩固疗效。

按：患者因劳累、熬夜，正气亏虚，外表不固，感受风邪，容易入侵腠理，导致风痰阻络。体内素有湿气，郁久化热，导致患者夜眠差，舌尖红，苔黄厚，治疗上给予清热利湿之品，以引火归原，使心肾水火共济，改善患者基本病机；同时给予牵正散祛风通络，疏散经络外感邪气。

前列腺增生

前列腺增生多见于老年人，老年人肾气渐虚，肾阳不足，肾虚不能气化，故见小便无力、尿频、尿急。中医认为，该病的根本在于肾阳虚，治疗上应该将补肾温阳之品作为基础用药，从根本上逆转病机，再结合患者病证进行加减。

脾肾不足，水行不畅，水湿蕴结，郁久化热，逐渐成毒，热毒损伤脉络，阻滞气血运行；加之前列腺位置偏下，湿性重浊，容易积聚，故见前列腺肥大，治疗应给予清热解毒、利下焦湿热之品。

老年人代谢减慢，气血运行缓慢，容易气滞血瘀。对于久坐少动的患者，瘀血容易积滞于局部，久之形成肿块、增生，而出现诸多不适。因此，治疗上常使用活血化瘀、通络、软坚散结之品，力求标本兼治。

一、经验用药

桂枝：具有温阳化气的作用。现代医学研究发现，桂枝水煎液具有一定的利尿作用，可明显降低良性前列腺增生模型大鼠的前列腺湿重和前列腺指数，光镜下可观察到其能明显改善前列腺组织病理现象。

琥珀：具有利尿通淋、散瘀止血的作用。现代医学研究表明，琥珀治疗慢性前列腺炎、前列腺增生具有显著效果。

皂角刺：可消肿祛风。凡痈疽未破者，能开窍；已破者，能引药达疮所，起到活血消肿的作用。皂角刺能明显抑制模型大鼠的前列腺增生，其作用机制可能是通过抑制前列腺细胞的增殖而实现的。

紫花地丁、野菊花、败酱草：气血瘀滞在前列腺，容易化热生浊，这3味药可以清热解毒、利湿，清除局部浊邪。

二、病例分析

【病例1】

王某，男，67岁，初诊日期：2012年5月26日。

既往史：患者有前列腺增生、慢性胃炎病史。中医诊察：自觉排尿不畅，伴有双下肢水肿10天，伴有尿频、尿急，有胃胀，二便调，舌暗红，有齿痕，苔薄白，脉涩，尺脉弱。中医诊断：癃闭；水肿；胃胀。辨证：脾肾两虚，肝胃不和，水湿停滞。治法：健脾益肾，疏肝和胃，利水消肿。方用五苓散合小柴胡汤化裁。方药：柴胡9g，黄芩15g，清半夏12g，太子参15g，甘草5g，炒白术12g，泽泻15g，猪苓20g，苍术15g，薏苡仁30g，菟丝子18g，川续断15g，车前子15g，蝉蜕12g，川牛膝15g，橘核10g，琥珀块12g，杜仲20g，皂角刺15g，桂枝8g。7剂，水煎服，每日1剂，分两次服用。

2012年6月2日二诊：患者自觉小便较前通畅，仍有尿频、尿急，腹胀较前好转，双下肢水肿减轻，舌暗红，苔薄白，脉弦细。方药：柴胡9g，黄芩15g，半夏12g，太子参15g，甘草5g，炒白术12g，泽泻15g，猪苓20g，苍术15g，薏苡仁30g，菟丝子18g，川续断15g，车前子15g，蝉蜕12g，川牛膝15g，紫花地丁24g，琥珀块15g，杜仲20g，皂角刺18g，桂枝8g。14剂，水煎服，每日1剂，分两次服用。

2012年6月16日三诊：患者排尿较前通畅，尿频、尿急减轻，水肿消失。继续原方口服以巩固疗效。

按：前列腺增生患者多因体质虚弱，肾气不足，不能温阳化气，久之变证丛生，而成痼疾，治疗上应给予杜仲、牛膝、川续断、菟丝子等补肾益气、固本之品；桂枝温阳化气，配合苍术、薏苡仁、泽泻、猪苓、车前子利水消肿；皂角刺、琥珀块、橘核消肿散结，改善前列腺增生症状。二诊时，患者仍有尿频、尿急，考虑为下焦湿热，故去橘核，加用紫花地丁清利湿热。

【病例2】

郭某，男，70岁，初诊日期：2019年11月12日。

既往史：患者有糖尿病史10年余、糖尿病周围神经病变病史2年余，有脂肪肝、胆囊结石病史。中医诊察：患者尿频、尿急、尿不尽，尿道口涩痛，伴有腰膝酸软，手足麻木，鼻咽干燥，舌边尖红，苔黄白而腻，脉弦细。中医诊断：癃闭；消渴。辨证：湿热互结，瘀血阻滞。治法：清热散结，活血通络。方用八正散化裁。方药：川木通10g，瞿麦20g，滑石粉30g，土茯苓20g，石韦15g，车前草10g，泽泻20g，猪苓18g，野菊花18g，皂角刺10g，竹叶8g。7剂，水煎服，每日1剂，分两次服用。

2019年11月19日二诊：患者尿急、尿道口疼痛好转，仍有尿不尽感，腰膝酸软，手足麻木，舌边尖红，苔黄白而腻，脉弦细。方药：川木通10g，瞿麦20g，滑石粉50g，土茯苓30g，石韦24g，车前草15g，泽泻24g，猪苓18g，野菊花18g，皂角刺10g，竹叶8g，连翘20g，川牛膝20g，山萸肉20g，沉香片5g(后下)。7剂，水煎服，每日1剂，分两次服用。

2019年11月26日三诊：患者小便不适症状较前明显缓解，仍有手足麻木、口干口渴，伴有乏力，舌红，苔白，脉弦细。方药：山药18g，瞿麦20g，石斛15g，鸡内金15g，石韦24g，车前草15g，泽泻24g，猪苓18g，野菊花18g，皂角刺10g，竹叶8g，炒苍术15g，川牛膝20g，山萸肉20g，沉香片5g(后下)，橘红12g。7剂，水煎服，每日1剂，分两次服用。

2019年12月3日四诊：患者小便可，肢体乏力、手足麻木较前好转，口中不渴，舌红苔薄白，脉弦细。

按：该患者前列腺增生属湿热互结、瘀血阻滞证，除临床常见的尿频、尿急、尿不尽外，还有尿道口疼痛症状，结合舌苔、脉象，给予清利下焦湿热之品治疗，一诊后患者效果不明显，二诊时加大清热利湿药物用量，加入连翘清热解毒，再加入沉香、川牛膝等行气活血，改善机体微循环，缓解肢体麻木等症状，减轻患者泌尿系症状。因患者患糖尿病、糖尿病周围神经病变多年，并且出现了相应症状，因此三诊时，给予山药、石斛滋阴润燥，改善患者阴虚症状，同时猪苓、泽泻、炒苍术、橘红还可健脾，促进水谷精微的运行。

【病例3】

赵某，男，65岁，初诊日期：2020年7月30日。

既往史：患者有慢性胃炎病史10余年，平素间断口服奥美拉唑肠溶胶囊、果胶铋等药物。中医诊察：患者尿频、尿急，每次尿量少，伴有排尿无力，偶有漏尿，咳嗽或大笑后加重，睡眠欠佳，入睡尚可，夜间2—3点易醒，醒后难以再入睡，不怕冷，偶有怕热，舌暗红，有齿痕，舌根苔白厚，脉弦沉。近期检查泌尿系超声，提示前列腺稍有增生，口服保列治、前列康等药物均未见明显缓解。中医诊断：癃闭；失眠。辨证：肾阳亏虚，阳不入阴，瘀血阻滞。治法：温肾助阳，活血通络。方用金匮肾气丸化裁。方药：熟地黄20g，山药10g，山萸肉12g，牡丹皮12g，茯苓15g，泽泻15g，肉桂5g，黑顺片8g(先煎)，乌药9g，益智仁9g，川牛膝15g，丹参15g。7剂，水煎服，每日1剂，分两次服用。

2020年8月6日二诊：患者自觉小腹发热，尿频、尿急较前减轻，仍有排尿无力、漏尿等现象发生，容易早醒，舌暗红，有齿痕，舌根苔白厚，脉弦。方药：熟地黄20g，山药 15g，山萸肉 12g，牡丹皮 12g，茯苓 30g，泽泻 15g，肉桂 8g，黑顺片 15g(先煎)，乌药 9g，益智仁 9g，淫羊藿 10g，巴戟天 10g，川牛膝 15g，丹参 15g。7 剂，水煎服，每日 1 剂，分两次服用。

2020 年 8 月 13 日三诊：患者尿频、尿急、漏尿、尿不尽感较前明显减轻，仍有排尿无力，早醒时间延迟到凌晨 4—5 点，舌暗红，有齿痕，舌根苔薄黄，脉弦。方药：熟地黄 20g，山药 15g，山萸肉 12g，牡丹皮 12g，茯苓 30g，泽泻 15g，肉桂 8g，黑顺片 15g(先煎)，乌药 9g，益智仁 9g，淫羊藿 15g，巴戟天 15g，黄芩 8g，黄柏 8g，菟丝子 30g，覆盆子 15g。7 剂，水煎服，每日 1 剂，分两次服用。

2020 年 8 月 20 日四诊：患者小便不适症状较前明显减轻，无明显早醒，无入睡困难，舌暗红，有齿痕，舌根苔薄黄，脉弦。继续用原方口服 1 周。

按： 患者为老年男性，以尿频、尿急、尿不尽、每次如厕尿量少等前列腺增生症状就诊。患者自诉曾口服治疗前列腺增生药物，未见缓解。结合患者年龄、症状及舌脉，虽然患者无明显怕冷、腰酸冷等阳虚症状，但是综合考虑患者仍为肾阳亏虚证，治疗上首先给予补肾助阳的金匮肾气丸加减。一诊后，患者病情好转，二诊在原方基础上，加大补肾助阳药物用量，如加用淫羊藿、巴戟天，患者症状减轻，睡眠也得到了好转。三诊时，针对患者排尿无力症状，加用补肾之品如菟丝子、覆盆子填精益髓；同时患者舌苔渐黄，出现化热表现，故加用黄芩、黄柏清热。四诊时，患者睡眠明显改善，继续用原方口服以巩固疗效。

【病例4】

王某，男，44岁，初诊日期：2019年8月11日。

中医诊察：患者尿频，每次小便量少，小腹胀，伴有会阴部胀及下坠感，伴有乏力困倦，活动后加重，食欲差，舌微暗，边有齿痕，苔薄白，脉弦细。泌尿系超声：前列腺增生。中医诊断：癃闭；淋证。辨证：脾肾两虚，瘀浊阻滞。治法：健脾补肾，化瘀利湿。方用参苓白术散合缩泉丸化裁。方药：炒白术12g，党参15g，土茯苓30g，炒扁豆18g，陈皮12g，炒山药30g，益智仁20g，皂角刺10g，野菊花20g。7剂，水煎服，每日1剂，分两次服用。

2019年8月18日二诊：患者小便次数较前减少，会阴部下坠感缓解，乏力困倦减轻，食欲仍差，舌微暗，边有齿痕，苔薄白，脉弦细。方药：炒白术12g，党参15g，土茯苓30g，炒扁豆18g，陈皮12g，炒山药30g，益智仁20g，皂角刺10g，野菊花20g，乌药8g，桑螵蛸20g，橘核15g，佩兰12g，姜半夏12g，丹参15g。7剂，水煎服，每日1剂，分两次服用。

2019年8月25日三诊：患者尿频症状缓解，每次尿量较前增加，腹部下坠感减轻，食欲可，舌暗红，边有齿痕，苔薄白，脉弦。方药：炒白术12g，党参15g，土茯苓30g，炒扁豆18g，陈皮12g，炒山药30g，益智仁20g，皂角刺10g，野菊花20g，乌药10g，桑螵蛸20g，橘核15g，佩兰12g，姜半夏12g，甘草6g，川牛膝15g。14剂，水煎服，每日1剂，分两次服用。

2019年9月8日四诊：患者尿频、小便不利明显好转，

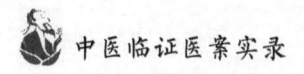

腹部下坠感减轻。原方继续口服1周。

按：结合患者症状、体征及舌脉，辨证为脾肾两虚、瘀浊阻滞，给予参苓白术散合缩泉丸化裁，同时给予皂角刺、野菊花解毒消肿，缓解前列腺增生症状。二诊时，患者食欲仍差，舌微暗、边有齿痕，加大健脾化湿药物用量，加用收敛固肾之乌药、桑螵蛸，活血化瘀之丹参。三诊时，患者症状明显缓解，将丹参替换为川牛膝以引药下行，使患者小便不适、腹部下坠症状明显缓解。

内科癌病

中医对癌病的认识，古典医籍中已有记载，但是其病因病机尚不完全清楚。一般来说，癌病的发病原因可分为内因和外因两个方面。外因是指外感六淫之邪，邪毒蕴结于经络，内陷脏腑，久则成癌；内因多因脏腑功能失调，气机不利，气血津液运行失常，气滞、血瘀、痰凝、毒聚相互胶结，在体内积聚成癌。此外，正气亏虚，不能抵御外邪、调和气血阴阳，从而加速疾病的形成和进展。

中医治疗要从整体来看待疾病，治病必求于本，具体可以分为扶正和祛邪两个方面，扶正是提高患者正气，从而为祛邪创造条件；祛邪是为了祛除体内邪毒，散结消瘤。两者相辅相成，不可或缺。

一、经验用药

天山雪莲：味微苦，性温，入肝、脾、肾经，具有祛寒壮阳、调经止血之功效，其有效成分具有抗癌的作用。

灵芝：味甘，性平，归心、肺、肝、肾经，具有补气安神、止咳平喘之功效。现代医学研究，灵芝具有调节免疫、抗氧化、抗肿瘤的作用，同时还可以止咳平喘、镇静

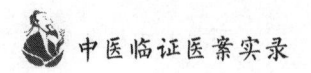

安神。

蜂房：味甘，性平，归胃经，具有祛风镇痛、攻毒散结、杀虫止痒之功效，还具有抗过敏、抗肿瘤作用。

葶苈子：味辛、苦，性大寒，入肺、膀胱经，具有泻肺降气、祛痰平喘、利水消肿、泄热逐邪之功效。

山慈菇：味甘、微辛，性凉，归肝、脾经，具有清热解毒、消痈散结之功效，常用于治疗痈肿疔毒、瘰疬痰核、蛇虫咬伤、癥瘕痞块。

二、病例分析

【病例1】

李某，男，70岁，初诊日期：2013年2月10日。

现病史：患者咳嗽、咳痰半年余。半年前患者因咳嗽、咳痰，偶有痰中带血，伴有气短，就诊于外院，行消炎止咳治疗后未见好转，后胸部CT检查发现右上肺占位，病理提示右上肺鳞癌。西医诊断：右上肺鳞癌，T1N0M0，Ia期。未行手术治疗，行4个周期的盐酸吉西他滨+顺铂注射液化疗，后因患者发生严重不良反应，不能耐受化疗，故寻求中医治疗。中医诊察：咳嗽、咳痰，痰不易咳出，偶有痰中带血，胸闷气短，双下肢水肿，伴有腰痛，舌暗红，苔白腻，脉弦细。中医诊断：咳嗽；水肿；腰痛。辨证：脾肾两虚，瘀浊阻络。治法：健脾益肾，化痰利浊。方药：茯苓15g，炒白术12g，赤白芍各20g，黑附子12g(先煎)，猪苓15g，干姜9g，桔梗12g，桃仁12g，丹参30g，葶苈子8g，泽泻15g，琥珀10g，黄芪30g，桑寄生24g，怀牛膝

10g, 红花 8g, 牡丹皮 8g, 防己 15g, 大腹皮 15g, 水蛭 8g。7 剂, 水煎服, 每日 1 剂, 分两次服用。

2013 年 2 月 28 日二诊: 患者咳嗽晨起重, 黄痰, 腰痛, 舌暗红, 苔白腻, 脉弦细。辨证: 肺脾两虚, 痰浊阻滞。治法: 益肺健脾, 化瘀祛浊。方药: 黄芪 30g, 丹参 20g, 太子参 24g, 金荞麦 20g, 灵芝 30g, 鱼腥草 20g, 茯苓 15g, 炒白术 12g, 浙贝母 12g, 前胡 10g, 法半夏 10g, 陈皮 12g, 芥子 6g, 葶苈子 8g, 水蛭 8g, 桑寄生 20g, 怀牛膝 12g, 防己 12g, 鸡内金 15g。7 剂, 水煎服, 每日 1 剂, 分两次服用。

2013 年 10 月 28 日三诊: 患者仍有咳嗽、咳黄痰, 舌暗红, 苔黄腻, 脉弦数。中药给予清肺健脾、化痰祛瘀治疗。方药: 灵芝 30g, 厚朴 12g, 金荞麦 30 克, 葶苈子 8g, 三七粉 3g(冲服), 蜂房 8g, 浙贝母 15g, 藤梨根 18g, 巴戟天 12g, 细辛 3g, 鳖甲 30g(先煎), 胆南星 8g, 僵蚕 10g, 炒白术 12g, 太子参 24g, 桑寄生 20g, 茯苓 15g, 黄芪 40g, 芥子 5g, 红景天 24g, 片姜黄 10g。7 剂, 水煎服, 每日 1 剂, 分两次服用。

2014 年 5 月 16 日四诊: 患者咳嗽、咳痰明显好转, 双下肢无水肿, 舌淡红, 少苔, 脉沉缓。予健脾益肺、化浊祛瘀治疗。方药: 生甘草 6g, 补骨脂 18g, 灵芝 30g, 肉桂 8g, 干姜 15g, 藤梨根 18g, 浙贝母 16g, 僵蚕 12g, 黄连 6g, 生山楂 30g, 厚朴 15g, 三七粉 6g(冲服), 生黄芪 40g, 紫丹参 30g, 陈皮 12g, 沙参 18g, 蜂房 15g, 鸡内金 10g, 前胡 12g, 金荞麦 18g, 太子参 15g, 紫河车粉 6g(冲服)。7

剂，水煎服，每日1剂，分两次服用。

2015年5月25日五诊：患者微咳，有黄白痰，晨起咳时带血丝，舌边尖红，苔薄白，脉弦细。血常规：白细胞$7.71×10^9$/L，红细胞$4.06×10^{12}$/L，血红蛋白121g/L，血小板$231×10^9$/L。胸部增强CT检查：与2014年8月25日比较，右肺上叶支气管管腔内异常密度，支气管闭塞，右肺上叶肺不张，较前无显著变化；右肺中叶内侧段炎症较前减轻；右肺下叶内基底段、左肺上叶下舌段慢性炎症，较前无显著变化；纵隔内多发肿大淋巴结，较前无显著变化。腹部超声：未见异常。方药：生甘草5g，藤梨根30g，生黄芪40g，三七粉6g(冲服)，陈皮12g，仙鹤草30g，浙贝母18g，太子参20g，蜂房20g，金荞麦30g，玄参30g，百合40g，蒲公英18g，黄芩15g，当归15g，灵芝40g，茯苓18g，厚朴12g，阿胶12g(烊化)，白及15g，胡黄连6g，干姜8g，细辛3g。7剂，水煎服，每日1剂，分两次服用。

按：从总体上讲，肿瘤病机多为正气不足，邪毒积聚。因此，治疗上首先要给予扶助正气、补肺益气、健脾益肾之品；祛邪主要采用活血化瘀、消肿散结、行气止痛、化痰利湿、清热解毒之法，缓解机体不适症状，提高患者带瘤生活质量。

临证应时刻注重扶正气，切忌攻伐太过，具体用药多以防己黄芪汤、六君子汤、真武汤、生脉散、沙参麦冬汤、四物汤等为主，扶助正气一般需贯穿治疗始终，配伍怀牛膝、巴戟天、桑寄生、生地黄、熟地黄、山萸肉补肾益气，太子参、女贞子、藤梨根、蜂房、灵芝、生黄芪、三七粉、紫河车粉等单味药物，以提高机体免疫力。祛邪以五苓散、葶苈大枣泻肺汤逐水消肿，身痛逐瘀汤活血化瘀，温胆汤理气化痰、和胃降逆，桃仁、丹参、红花、牡丹皮、郁金等活血化瘀，僵蚕、芥子、细辛、水蛭、地龙等通络止痛，龟甲、鳖甲、浙贝母、天花粉、夏枯草、猫爪草、山慈菇、蜂房等软坚散结，蒲公英、金荞麦、鱼腥草、胆南星、白花蛇舌草等清热解毒。现代药理研究表明，仙鹤草不仅可以抑制肿瘤细胞，还可以保护正常细胞，起到双向调节作用。

患者经过2年多的中医药治疗后，病情控制平稳，偶有咳嗽、咳痰、痰中带血等不适，可从事日常正常活动。经血常规、胸部增强CT等检查评估，患者病情无进展，一般状态良好。

【病例2】

赵某，男，74岁，初诊日期：2015年8月27日。

既往史：患者行结肠癌术后2年余，双下肢水肿伴乏力1年余。患者于2012年无明显诱因出现左下腹部隐痛，不伴身体消瘦、便秘，自觉左侧下腹部有硬包块，就诊于外院，诊断为结肠癌，当时在外院行手术治疗，术后化疗6次。后因患者不能耐受化疗，停止化疗。1年前，患者无明显诱因出现双下肢水肿，伴有乏力，精神差，活动后气喘，无胸痛、心悸，无头晕、头痛，伴有左下肢麻木、发冷，无语言及肢体活动障碍，在北京市石景山区中医医院门诊口服中药汤剂治疗。中医诊察：双下肢水肿，乏力，口干，左下肢麻木，舌红，少苔，脉沉细无力。中医诊断：肠癌。辨证：气阴两伤，虚热内扰。治法：清热养阴，益气生津。方药：沙参15g，枸杞子10g，天冬8g，麦冬8g，当归12g，竹叶10g，太子参20g，知母15g，荷叶10g，石斛15g，天花粉18g，牡丹皮8g，白扁豆18g，鳖甲15g(先煎)，玉竹15g，白薇12g，生甘草5g，生石膏40g(先煎)，三七粉3g(冲服)。7剂，水煎服，每日1剂，分两次服用。

2015年9月3日二诊：患者舌质改善，视物不清，口干，双下肢麻木，舌红少苔，脉沉细无力。辨证：肺脾两虚，气阴不足。方药：沙参15g，枸杞子10g，天冬8g，麦冬8g，当归12g，竹叶10g，太子参20g，知母15g，荷叶10g，石斛15g，天花粉18g，牡丹皮8g，白扁豆18g，鳖甲15g(先煎)，玉竹15g，白薇12g，生甘草5g，龟甲18g(先煎)，三七粉3g(冲服)，半枝莲18g。7剂，水煎服，每日1剂，分两次服用。

2015年9月10日三诊：患者自觉口干、口渴较前好转，乏力减轻，双下肢麻木稍有好转，偶有尿频、尿急，尿量少，舌红，苔薄白，脉沉细。方药：沙参15g，枸杞子10g，天冬8g，麦冬8g，当归12g，竹叶10g，太子参20g，知母15g，荷叶10g，天花粉18g，牡丹皮8g，生黄芪30g，白扁豆18g，鳖甲15g(先煎)，玉竹15g，灵芝30g，生甘草5g，龟甲18g(先煎)，三七粉3g(冲服)，半枝莲18g，山慈菇18g，胡黄连6g，皂角刺18g。7剂，水煎服，每日1剂，分两次服用。

按：患者化疗后出现口干、乏力等症状，结合舌脉，辨证为气阴两虚，初诊时可选用竹叶石膏汤、沙参麦冬汤、生脉饮、一贯煎合方益气养阴、清热润燥。二诊时，患者仍有气阴两虚证，故加用龟甲滋阴潜阳，加用半枝莲清热解毒、抑制肿瘤。三诊时，患者症状已有改善，加用黄芪、灵芝提高免疫力，加用山慈菇、皂角刺、胡黄连散结化痰、消肿抗癌。经过中医药治疗，患者症状较前明显缓解，舌苔由少苔转为薄白苔。

【病例3】

李某，女，67岁，初诊日期：2021年1月20日。

既往史：患者于2019年10月在某三级甲等医院诊断为甲状腺癌，2019年11月在该院行消融术，术后复查甲状腺功能正常。中医诊察：患者咽干口燥，咽中自觉发热，入睡困难，眠后容易醒，大便干，每周2次，小便次数多，舌尖红，苔薄白，舌体胖大，脉沉。中医诊断：瘿瘤。辨证：肝火上炎。治法：清肝祛火，镇惊安神。方药：柴胡9g，珍珠母30g(先煎)，鳖甲18g(先煎)，茯神24g，白术10g，龙骨24g(先煎)，浙贝母8g，天花粉15g，玫瑰花15g，炒酸枣仁30g，远志10g，合欢皮15g，夏枯草15g，牡蛎24g(先煎)。7剂，水煎服，每日1剂，分两次服用。

2021年1月27日二诊：患者自觉咽干口燥好转，但仍有咽中发热，难以缓解，睡眠好转，大便约2日1次，夜尿2~3次/晚，舌红，苔薄白，脉沉。方药：柴胡9g，珍珠母30g(先煎)，鳖甲18g(先煎)，茯神24g，白术10g，龙骨

24g(先煎)，浙贝母 8g，天花粉 15g，玫瑰花 15g，炒酸枣仁 30g，远志 10g，合欢皮 15g，夏枯草 15g，牡蛎 24g(先煎)，金银花 10g，连翘 10g，丹参 15g，川芎 9g，乌梅 20g，首乌藤 24g。7 剂，水煎服，每日 1 剂，分两次服用。

2021 年 2 月 3 日三诊：患者自觉咽干口燥较前好转，咽中发热缓解，睡眠明显改善，睡眠质量较前提高，大便 1~2 日 1 次，胃口可，舌红，苔薄白，脉沉。原方继续口服 1 周。

按：患者患甲状腺结节多与平素肝郁气滞、痰瘀阻滞有关，郁久化热，最终形成积聚。患者行甲状腺癌消融术后，出现咽干口燥、大便秘结、睡眠障碍等症，均与肝郁气滞、肝火上炎有关，治疗上应该给予清肝泻火、平肝、镇惊安神之品。在针对病机治疗的基础上，给予珍珠母、鳖甲、龙骨、牡蛎等药以缓解症状；同时给予夏枯草、浙贝母清热散结，防止甲状腺癌复发。最后嘱患者调畅情志。

【病例 4】

张某，男，65 岁，初诊日期：2015 年 11 月 17 日。

既往史：患者于 2013 年 9 月在外院诊断为右肺小细胞肺癌，行 3 个周期化疗后，随后放疗 28 次，肿物较前缩小。中医诊察：患者呃逆，食欲可，无胸闷气短，舌暗红，苔薄白，脉弦细、微数。中医诊断：肺癌；呃逆。辨证：肺脾气虚，瘀浊阻滞。治法：补肺健脾，化瘀祛湿。方药：柴胡 8g，白芍 15g，太子参 18g，茯苓 12g，白术 12g，厚朴 18g，陈皮 10g，法半夏 15g，丹参 30g，旋覆花 15g，代赭石 30g(先煎)，干姜 8g，黄芪 30g，金荞麦 15g，沉香粉 4g(冲服)，灵芝 40g，焦槟榔 20g，乌药 8g，丁香 4g，柿蒂 8g。14 剂，水煎服，每日 1 剂，分两次服用。

2015 年 12 月 3 日二诊：患者呃逆好转，晨起容易心烦、出汗，舌暗红，苔薄白，脉弦细数。方药：柴胡 8g，白芍 15g，太子参 20g，茯苓 12g，白术 12g，厚朴 18g，陈皮 10g，法半夏 15g，丹参 30g，旋覆花 18g，赭石 30g(先煎)，干姜 8g，黄芪 48g，金荞麦 15g，沉香粉 4g(冲服)，灵芝 40g，焦槟榔 20g，乌药 8g，丁香 6g，竹茹 10g，枳实 12g。14 剂，水煎服，每日 1 剂，分两次服用。

2015 年 12 月 22 日三诊：患者呃逆好转，晨起气短，深呼吸后改善，舌暗红，苔薄白，脉弦细。方药：柴胡 8g，白芍 15g，太子参 20g，茯苓 12g，白术 12g，厚朴 18g，陈皮 10g，法半夏 15g，丹参 30g，旋覆花 18g，赭石 30g(先煎)，干姜 8g，黄芪 48g，金荞麦 15g，沉香粉 5g(冲服)，灵芝 40g，焦槟榔 20g，乌药 8g，丁香 6g，竹茹 10g，枳实 12g，柿蒂 8g，蜂房 15g。14 剂，水煎服，每日 1 剂，分两次服用。

三诊后患者病情明显好转，无不适主诉。后随访 4 年，患者各项检查指标均在正常范围内，精神状态良好，舌微暗，苔薄白，脉弦细。

按：患者在小细胞肺癌放化疗后，肺脾气虚，胃气上逆，治疗上给予旋覆代赭汤加丁香柿蒂散口服。因患者呃逆较为顽固，治疗中加用沉香粉、焦槟榔、乌药、枳实等降气行气，加用生黄芪、太子参补肺益气，加用金荞麦、蜂房抑制肺部肿瘤，加用灵芝提高免疫力，帮助正气恢复。

肿瘤患者多有肝郁气滞,加用柴胡、白芍疏肝理气,防止肝气犯脾。

【病例5】

肖某,女,67岁,初诊日期:2019年11月15日。

中医诊察:咳嗽、咳痰,痰色白、质稀,喉中痰鸣,容易咳出,伴有喘憋,在外院确诊为双肺非小细胞肺癌,双眼干涩,视物模糊,口干、口苦,大便干,咽痒,情绪焦虑,舌暗红,苔白,脉弦细弱。中医诊断:肺积;郁病。辨证:痰湿阻肺,化热上扰。治法:宣肺化痰,安神定志。方药:炙麻黄8g,白芍15g,细辛3g,姜半夏12g,炒芥子3g,葶苈子15g,沉香5g(后下),紫苏子10g,浙贝母30g,灵芝20g,竹茹15g,天竺黄15g,青礞石15g(先煎),铁落花60g(先煎),炒牛蒡子12g。7剂,水煎服,每日1剂,分两次服用。

2019年11月22日二诊:患者咳嗽、咳痰、咽痒明显好转,喘憋、眼睛干涩减轻,仍有失眠,舌暗红,苔薄白,脉弦细滑。方药:炙麻黄8g,白芍15g,细辛3g,姜半夏12g,炒芥子3g,葶苈子15g,沉香5g(后下),紫苏子10g,浙贝母30g,灵芝30g,竹茹15g,天竺黄15g,青礞石15g(先煎),铁落花60g(先煎),炒栀子15g,刺五加20g,炒酸枣仁30g。14剂,水煎服,每日1剂,分两次服用。

2019年12月6日三诊:患者偶有咳嗽、咳痰,痰液明显减少,睡眠较前改善,舌暗红,苔薄白,脉弦细。方药:天山雪莲10g,白芍15g,细辛3g,姜半夏12g,炒芥子

3g、三七粉 10g(冲服)，沉香 5g(后下)，紫苏子 10g，浙贝母 30g，灵芝 20g，竹茹 15g，天竺黄 15g，青礞石 15g(先煎)，铁落花 60g(先煎)，炒牛蒡子 12g，牡丹皮 10g。14 剂，水煎服，每日 1 剂，分两次服用。

2019 年 12 月 20 日四诊：患者偶有咳嗽、咳痰，无喘憋，睡眠可，眼干、大便干基本消失，舌暗红，苔薄白，脉弦细。方药同前，继续口服 1 周。

按：患者痰湿阻肺，肺气不宣，故给予炙麻黄、细辛、炒芥子等温阳宣肺，给予沉香、紫苏子、姜半夏降气化痰，给予浙贝母、天竺黄、青礞石清肺化痰、止咳。患者咽痒，给予炒牛蒡子疏散风热、宣肺利咽。患者患病后焦虑紧张，入睡困难，给予铁落花、炒酸枣仁、刺五加安神定志、镇惊；给予天山雪莲、三七粉提高免疫力；给予葶苈子泻肺利水，缓解喘憋症状。

汗　证

汗液属五液之一，是人体津液代谢的产物。《素问·阴阳别论》记载"阳加于阴，谓之汗"，指出汗为心之液，为心所主，由阳气蒸化阴液而形成。临床常见的病因是体内实热，或阴虚内热，蒸腾阴液，导致津液外泄；或由阳虚引起，尤其是发汗太过，表阳虚，固摄不足，也容易出汗。在天气寒冷的季节，有人喜欢泡温泉、汗蒸，以抵御寒气，或通过出汗来排出体内毒素，这一过程往往会造成大量汗出，体内津液丢失过多，导致表阳虚而漏汗不止。因此，临床治疗汗证要分清虚实、阴阳，审证求因。

久病、体虚患者多见气血不足、倦怠乏力、少气懒言等症。具体来讲，又可以分为气虚和血虚。气虚患者临床主要表现为乏力喜卧，稍有活动则症状加重，汗出不止，而化验血常规显示基本正常。血虚患者多因营养不良，脾胃虚弱，或失血过多，致营血不充，肌肤失养。气血互根互用，因此气血亏虚常相互影响、合并出现。临床治疗上，给予益气养血、健脾和胃之品，以促进气血化生。

一、经验用药

止汗：浮小麦属药食两源之品，用量较大，具有止汗治标之功效。麻黄根可用于治疗各种原因引起的汗出。煅龙骨、煅牡蛎可以收敛固涩、止汗。

阴虚内热：女贞子、墨旱莲、白芍、麦冬、玄参、石斛可用于滋补阴液。生地黄、地骨皮、牡丹皮、青蒿、淡豆豉、知母、黄柏、银柴胡等可用于清虚热。栀子、莲子心、竹叶可用于清心经热、清心除烦。

表阳虚：附子、桂枝、白芍、炙甘草、生姜用于温阳固表止汗。

气血亏虚：黄芪、防风、五味子、人参、太子参、党参、山萸肉、当归等益气养血、补虚固表。

二、病例分析

【病例1】

姚某，男，56岁，初诊日期：2013年7月5日。

既往史：患者有高脂血症、胃溃疡病史。中医诊察：盗汗1个月。1个月前，患者无明显诱因出现盗汗，自诉夜间汗出较多，如水洗后伴有乏力，容易疲劳，左耳听力下降，食欲差，偶有头晕，舌红少苔，脉细。中医诊断：盗汗；虚劳。辨证：阴虚内热，瘀血阻滞。治法：滋阴清热，活血化瘀。方用六味地黄丸化裁。方药：银柴胡8g，白芍18g，太子参15g，茯苓12g，陈皮10g，苦杏仁10g，生地黄15g，牡丹皮9g，山萸肉15g，泽泻18g，龙骨30g(先煎)，鳖甲20g(先煎)，龟甲15g(先煎)，浮小麦30g，五味子8g，丹参30g，红景天18g，葛根20g，水蛭6g，三七粉3g(冲服)。7剂，水煎服，每日1剂，分两次服用。

2013年7月12日二诊：患者盗汗明显好转，乏力、困倦改善，左耳听力较前好转，余无不适，舌暗红，苔薄白，脉弦细缓。方药：银柴胡8g，赤白芍各20g，太子参15g，茯苓12g，红景天18g，沙苑子12g，水蛭8g，桂枝6g，陈皮12g，生地黄15g，牡丹皮9g，山萸肉15g，鳖甲20g(先煎)，龟甲15g(先煎)，浮小麦30g，丹参30g，葛根20g，三七粉3g(冲服)，连翘15g，莪术8g。7剂，水煎服，每日1剂，分两次服用。

2013年7月19日三诊：患者盗汗基本消除，乏力、困倦明显缓解，左耳听力明显改善。嘱患者清淡饮食，避免熬夜、过度劳累。原方继服1周以巩固疗效。

按：一诊时，患者以阴虚内热为主证，治疗上以六味地黄丸为主方滋阴补肾。为了增强六味地黄丸滋阴清热之力，加用银柴胡、龙骨、龟甲、鳖甲清虚热，平肝潜阳；太子参、白芍、五味子滋阴补气，且五味子、山萸肉、龙骨、龟甲、鳖甲具有止汗功效。患者由于左耳听力下降，伴有头晕，且平素有高脂血症病史，因此给予活血化瘀、升清阳之品治疗，加红景天、丹参、葛根、水蛭、三七等以改善大脑供血，缓解症状。

二诊时，患者仍有盗汗、乏力、困倦症状，加用沙苑子补肾固精、养肝，缓解症状。患者听力下降，伴有高脂血症，故在原方基础上加大水蛭用量，加用莪术破血消瘀，以改善大脑供血，提高听力。患者在清补后容易上火，加之耳鸣多热证，故加用连翘清热解毒。

患者病证属汗证中的盗汗，结合患者既往不良生活习惯，因其经常熬夜，容易伤阴，且伴有乏力、困倦，中医辨证属气阴两虚，伴有内热。因此治疗上以补肝肾阴、清虚热为主，在六味地黄丸基础上，再对其功效进行加强，同时配合五味子、龟甲、鳖甲等收敛固涩之品止汗。患者兼有听力下降和高脂血症，加之平素运动量较少，瘀血症状较为严重，因此治疗上给予活血化瘀之品，且重视虫类药的使用，水蛭的用量逐渐增加，又加用行气破血之莪术，进一步改善瘀血症状，最终达到临床治愈疾病的目的。

【病例2】

刘某，男，55岁，初诊日期：2019年3月6日。

既往史：患者有肺癌病史，一直采用药物控制。中医诊察：自汗3个月余。3个月前，患者无明显诱因出现自汗，自诉内穿衣裤常湿透，伴有心烦急躁，易怒，睡眠差，乏力，舌红，少苔，脉沉细。中医诊断：自汗；不寐。辨证：心肝火旺。治疗：清心除烦，益气养阴。方用栀子豉汤合封髓丹化裁。方药：淡豆豉8g，栀子8g，知母8g，黄柏8g，砂仁6g(后下)，生甘草10g，太子参15g，山萸肉30g，炒酸枣仁24g，合欢皮15g。7剂，水煎服，每日1剂，分两次服用。

2019年3月13日二诊：患者自汗症状较前明显缓解，仍有乏力，睡眠改善，入睡不再困难，但容易醒，舌尖红，苔薄白，脉沉细。方药：淡豆豉 8g，栀子 8g，知母 10g，黄柏 10g，砂仁 10g(后下)，生甘草 10g，太子参 30g，山萸肉 40g，炒酸枣仁 30g，合欢皮 15g，五味子 10g，首乌藤 15g，浮小麦 30g。7 剂，水煎服，每日 1 剂，分两次服用后。患者未再复诊。

按：一诊时，患者以心肝火旺为主证，治疗上以栀子豉汤、封髓丹为主方清心除烦、引火归原，使心肾相交，水火共济；同时，患者气阴两虚，给予太子参、山萸肉补气养阴，壮水之主，以制阳光。患者临床症状缓解，说明辨证较为准确。二诊在原方的基础上，加大清热除烦、益气滋阴之力，加用浮小麦止汗，加用首乌藤改善睡眠。患者诸症缓解，汗出明显减少，睡眠改善。

结合患者临床症状及舌脉，辨证较为明确，治疗上给予清心除烦、益气养阴之品，使心火下降，肾水上济心火，心肾相交，恢复机体的平衡。患者临床出现心肝火旺导致的汗证，往往会伴有失眠、梦多、乏力等症状。因此，治疗当以消除病因、逆转病机为主，同时针对兼症、标症，给予安神宁心、收敛止汗等药物，疗效确切。

郁　证

郁证是由于情志不舒、气机郁滞所致，以心情抑郁、情绪不宁、胸部满闷、胸胁胀痛或易怒易哭、咽中如有异物梗阻等为主要临床表现的一类病证。根据郁证的临床表现，以及其以情志内伤为致病原因的特点，主要见于西医学的神经衰弱、焦虑症等，多见于中青年女性。

郁证基本病机以肝郁气滞、肝失疏泄为主，肝郁容易犯脾，脾虚则脾失健运；还可见阳虚证，阳气不足则推动无力，阳不能入阴，故见乏力气短、情绪低落，伴难以入眠。阴虚内热证可见烦躁易怒、畏热汗出、心慌心悸，伴有盗汗。内热壅盛证可见自觉发热、胸胁满闷、面红目赤、大便秘结等。

一、经验用药

柴胡：味辛、苦，性微寒，归肝、胆、肺经，可和解表里、疏肝升阳。

莲子：味甘、涩，性平，归脾、肾、心经，可补脾止泻、益肾涩精、养心安神。

合欢皮：味甘，性平，归心、肝、肺经，可解郁安神、活血消肿。

石菖蒲：味辛、苦，性温，归心、胃经，可化湿开胃、开窍豁痰、醒神益智。

郁金：味辛、苦，性寒，归肝、心、肺经，可活血止痛、清心解郁。

玫瑰花：味甘、微苦，性温，归肝、脾经，可行气解郁、和血止痛。

月季花：味甘，性温，归肝经，可活血调经、疏肝解郁。

香附：味辛、微苦、微甘，性平，归肝、脾、三焦经，可行气解郁、调经止痛。

二、病例分析

【病例1】

张某，女，56岁，初诊日期：2021年2月26日。

既往史：患者有混合性周围神经病病史。中医诊察：患者近期因家中琐事劳累，伴有情绪低落，自觉乏力，甚至影响睡眠，偶有腹胀、头晕，舌淡红，苔薄白，脉沉细。中医诊断：郁证。辨证：气虚。治法：益气升陷，解郁。方用升陷汤化裁。方药：桔梗10g，柴胡9g，升麻6g，黄芪30g，知母8g，淫羊藿10g，厚朴15g，合欢皮12g。7剂，水煎服，每日1剂，分两次服用。

2021年3月5日二诊：患者用药后乏力、情绪低落较前好转，睡眠稍有改善，食欲差，伴有怕热，偶有头晕，舌边尖红，苔薄白，脉沉细。方药：桔梗10g，柴胡9g，升麻6g，黄芪30g，知母8g，鳖甲15g(先煎)，红景天15g，合欢皮12g，莲子15g，青蒿8g，地骨皮10g，牡丹皮9g，生麦芽10g，鸡内金10g，生山楂15g。14剂，水煎服，每日1剂，分两次服用。

2021年3月19日三诊：患者乏力明显好转，情绪低落改善、较前稳定，胃口尚可，仍有睡眠差，头晕好转，舌边尖红，苔薄白，脉沉。方药：桔梗10g，柴胡9g，升麻6g，黄芪30g，知母8g，鳖甲15g(先煎)，红景天15g，合欢皮12g，莲子15g，青蒿8g，地骨皮10g，牡丹皮9g，首乌藤24g，生麦芽10g，鸡内金10g，炒酸枣仁24g，葛根15g。7剂，水煎服，每日1剂，分两次服用。

2021年3月26日四诊：患者症状较前明显改善，头晕、怕热消失，情绪稳定。嘱患者原方再服7剂以巩固治疗。

按：患者平素体质较差，近期又因家中琐事劳累，引起情绪波动，出现乏力、情绪低落等表现。结合患者舌苔、脉象，主要是由于气虚下陷所致，加之患者处于更年期，阴虚内热，出现怕热、头晕、睡眠差等症状，治疗上先给予升陷汤以补气升陷，加淫羊藿补肾温阳，改善更年期症状。二诊加用青蒿、鳖甲、牡丹皮滋阴清热，加鸡内金、生麦芽、生山楂改善食欲，加莲子益肾、养心安神，以改善睡眠。三诊时，患者仍有睡眠差、头晕，加用炒酸枣仁、首乌藤、葛根等改善睡眠；葛根还能扩张血管，改善脑供血。

【病例2】

赵某，女，43岁，初诊日期：2021年10月15日。

现病史：患者于2021年9月初在北京安定医院诊断为中度抑郁症、轻度焦虑症。中医诊察：患者于2021年9月坠楼，诊断为L_3椎体爆裂骨折、腰椎横突、棘突骨折、截瘫、右足跟骨及左足跟骨骨折、骶骨骨折。后患者行腰部及双足跟骨手术治疗。症见：神清，抑郁状态，不喜与人交流，对答不切题，双下肢活动不能，二便失禁，导尿管留置，安定药物辅助睡眠，每日可入睡4小时，食欲差，怕冷，四肢凉，舌暗红，苔白厚，脉沉细。中医诊断：郁证。辨证：阳虚湿盛，瘀血阻络。治法：温阳健脾，活血通络。方用四逆汤合四君子汤化裁。方药：桂枝15g，炙甘草10g，细辛3g，干姜4g，黑顺片8g(先煎)，全蝎5g，茯苓15g，白术10g，广藿香10g，合欢皮15g，佩兰9g。7剂，水煎服，每日1剂，分两次服用。

2021年10月22日二诊：患者用药后，怕冷症状较前稍有缓解，仍有四肢凉，食欲较前好转，每日睡眠5~6小时，需要辅助使用安定药物治疗，舌暗红，苔白稍厚，脉沉细。方药：桂枝15g，炙甘草10g，细辛3g，干姜6g，黑顺片12g(先煎)，全蝎5g，茯苓15g，白术10g，广藿香10g，合欢皮15g，佩兰9g。7剂，水煎服，每日1剂，分两次服用。

2021年10月29日三诊：患者用药后，怕冷、四肢凉较前缓解，食欲较前改善，每日睡眠6~7小时，仍需要辅助使用安定药物治疗，情绪较前改善，开始愿意与人交流，大便成形，每日1~2次，舌暗红，苔白稍厚，脉沉细。方药：桂枝15g，炙甘草10g，柴胡9g，干姜6g，黑顺片12g(先煎)，薄荷6g(后下)，茯苓15g，白术10g，广藿香10g，合欢皮15g，佩兰9g，细辛3g，全蝎5g，玫瑰花10g。7剂，水煎服，每日1剂，分两次服用。

2021年11月5日四诊：患者怕冷消失，四肢凉症状较前明显缓解，食欲较前改善，睡眠同前，情绪较前明显改善，可以与人正常交流，大便成形，每日1~2次，舌暗红，苔薄白，脉沉。患者自觉症状明显改善，要求停服中药。

按： 患者既往情绪抑郁，症见怕冷，四肢冰凉，不愿与人交流，食欲差。结合患者舌脉，属阳虚湿盛证，兼有瘀血证，治疗首先给予温阳健脾、利湿、活血通络之品，患者阳气渐复，症状逐渐好转，愿与人交流。二诊时，患者诸症好转，加大干姜、黑附片用量以增强温阳之力。三诊时，在温阳治疗的基础上，加用疏肝理气之品，如柴胡、玫瑰花、薄荷等，加强疏肝理气功效，患者情绪逐渐恢复正常。

郁证常见临床证型包括肝气郁结证、痰浊阻窍证、肝郁脾虚、肝肾阴虚证、心脾两虚证、脾肾阳虚证等，其中肝气郁结证多见。因厥阴肝经循少腹，夹胃，布于胸胁，故常见肝气乘脾、肝气犯胃证。然而，并不能将所有的郁证归结到该证型中，而是应该辨证论治，从患者的本证出发，方可获得良效。

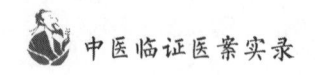

帕金森病

帕金森病常见的四大运动症状包括静止性震颤、运动迟缓、肌强直和姿势步态障碍，还包括抑郁、便秘和睡眠障碍等非运动症状，给帕金森病患者的正常生活带来较大的影响。中医理论认为，该病主要与肝风内动有关，肝风可由内风和外风引起。外风多见六淫侵袭，化而成风；内风与情志、过劳、思虑过度、气血不足、瘀血阻滞等有关。治疗上以平肝息风为主，同时针对具体病机辨证施治。帕金森病的非运动症状一般需要根据患者具体情况具体分析，结合患者的基本病机进行治疗。中西医结合治疗帕金森病具有增强药效、减轻不良反应、改善患者症状等优势，值得在临床推广。

一、经验用药

赭石：味苦，性寒，归肝、胃、心、肺经，可平肝潜阳、重镇降逆、凉血止血。

牡蛎：味咸，性微寒，归肝、胆、肾经，可重镇安神、敛阴潜阳、止汗涩精、软坚散结。

龟甲：味咸、甘，性微寒，归肝、肾、心经，可滋阴潜阳、退热除蒸、软坚散结。研究发现，龟甲水煎液对帕金森病模型大鼠有治疗作用，能减轻黑质路易小体的表达，减少脑组织内原有多巴胺神经元的缺失，量效关系明显，这可能是通过抑制Notch1的表达实现的。

阿胶：味甘，性平，归肺、肝、肾经，可补血滋阴、润肺止血。

山茱肉：味酸、涩，性微温，归肝、肾经，可补益肝肾、收涩固脱。研究发现，山茱肉-肉苁蓉药对治疗帕金森病的可能机制是调控多巴胺能神经突触、神经活性配体-受体相互作用、cAMP信号通路、缝隙连接、5-羟色胺能突触、信号通路等。

白芍：味苦、酸，性微寒，归肝、脾经，可养血调经、敛阴止汗、柔肝止痛、平抑肝阳。研究发现，从白芍中可筛选出5个有效成分，作用于帕金森病61个靶点，这5个有效成分是芍药苷元、芍药苷、β-谷甾醇、山柰酚、儿茶素。

炙甘草：味甘，性平，归心、肺、脾、胃经，可补脾和胃、益气复脉。

二、病例分析

【病例1】

鞠某，男，69岁，初诊日期：2021年1月8日。

既往史：患者患帕金森病3年，平素口服盐酸普拉克索片和息宁片治疗。中医诊察：患者平素自觉肢体抖动，伴有抽搐，有僵硬感，间断下肢行走困难，起夜次数多，每晚4~5次，每次尿量少，近期血压较高，控制差，伴有头昏沉，舌体胖大，苔白厚，脉弦。中医诊断：震颤。辨证：肝风内动。治疗：平肝息风。方用镇肝息风汤化裁。方药：赭石12g(先煎)，生甘草9g，牛膝15g，龙骨15g(先煎)，牡蛎15g(先煎)，当归15g，白芍30g，玄参10g，麦冬10g，茵陈10g，麦芽10g，川楝子8g，伸筋草15g，龟甲12g(先煎)，水蛭3g，天麻10g，钩藤10g(后下)，广藿香10g。6剂，水煎服，每日1剂，分两次服用。

2021年1月14日二诊：患者用药后头昏沉症状较前改善，血压较前稳定，仍有夜尿多，肢体抖动，行走困难，舌体胖大，苔薄白，脉弦。方药：赭石15g(先煎)，生甘草9g，牛膝15g，龙骨18g(先煎)，牡蛎18g(先煎)，当归15g，白芍30g，玄参15g，麦冬10g，茵陈10g，麦芽10g，菟丝子15g，伸筋草15g，龟甲15g(先煎)，水蛭3g，党参30g，山萸肉30g，覆盆子15g，益智仁8g，乌药9g。12剂，水煎服，每日1剂，分两次服用。

2021年2月18日三诊：患者用药1个月后，自觉头昏沉症状明显改善，口服治疗帕金森病的西药后，药效维持时间较长，可以持续3~4小时（既往可以维持1小时），肢体抽搐、抖动症状好转，夜尿每晚3次，每次尿量较前增多，睡眠可，舌体胖，苔薄白，脉弦。方药：赭石15g(先煎)，生甘草9g，牛膝15g，龙骨18g(先煎)，牡蛎15g(先煎)，当归15g，白芍30g，杜仲15g，麦冬10g，茵陈10g，麦芽10g，菟丝子15g，伸筋草15g，龟甲15g(先煎)，水蛭3g，党参30g，山萸肉30g，覆盆子15g，益智仁8g，乌药9g，桑寄生15g。

12剂，水煎服，每日1剂，分两次服用。后患者自觉病情稳定，要求停服中药。

按：患者患帕金森病多年，平素症状明显，肢体抖动，行走困难，情绪低落，一直口服西药维持治疗，但近期患者感觉控制欠佳，故寻求中医治疗。根据患者的症状、体征及辅助检查，辨证为肝风内动、肝肾阴虚，给予平肝息风、滋补肝肾之法治疗，方药选用镇肝息风汤，加用天麻、钩藤增加平肝息风之效。患者舌苔白厚，湿气较重，故加用广藿香；瘀血较重，故加水蛭活血通络。治疗后，患者症状逐渐好转。二诊加用菟丝子、覆盆子、乌药、益智仁，以减少夜尿次数，改善睡眠。三诊时，患者症状逐渐好转，肢体抖动、僵硬改善，口服西药后，作用维持时间明显延长，故去玄参以防苦寒伤阴，加用杜仲、桑寄生补肾治本。

【病例2】

刘某，男，70岁，初诊日期：2019年5月13日。

既往史：患者患帕金森病10余年。中医诊察：患者冻结步态，下肢震颤，运动受限，伴有怕冷，5月份仍穿较厚衣服，夜尿次数多，每晚7~8次，量少，白天小便正常，舌暗红，苔薄白，脉沉细。中医诊断：震颤。辨证：肾阳亏虚。治法：温肾助阳。方用金匮肾气丸化裁。方药：熟地黄15g，山药24g，山萸肉30g，牡丹皮9g，制附子9g(先煎)，甘草9g，桂枝10g，熊胆粉0.3g(冲服)，伸筋草15g。7剂，水煎服，每日1剂，分两次服用。

2019年5月20日二诊：患者自觉肢体震颤较前缓解，

仍呈冻结步态，夜尿仍频，偶有每晚 5 次，尿量少，睡眠质量较前好转，舌暗红，苔薄白，脉沉稍有力。方药：熟地黄 15g，山药 24g，山萸肉 30g，干姜 4g，制附子 9g(先煎)，甘草 9g，桂枝 10g，熊胆粉 0.3g(冲服)，伸筋草 15g，菟丝子 15g，覆盆子 15g，牛膝 15g。7 剂，水煎服，每日 1 剂，分两次服用。

2019 年 5 月 27 日三诊：患者震颤症状缓解，肢体活动障碍较前减轻，怕冷消失，夜尿每晚 2～3 次，睡眠可，舌暗红，苔薄白，脉沉。方药：熟地黄 15g，杜仲 15g，山萸肉 30g，龟甲 30g(先煎)，制附子 5g(先煎)，甘草 9g，白芍 30g，熊胆粉 0.3g(冲服)，伸筋草 15g，菟丝子 15g，覆盆子 15g，牛膝 15g。7 剂，水煎服，每日 1 剂，分两次服用。

2019 年 6 月 3 日四诊：患者震颤逐渐缓解，活动较前便利。继续口服原方治疗 2 周。

按：患者患帕金森病多年，素体阳虚，逐渐加重，出现活动不利、怕冷明显，伴有夜尿多。结合患者舌脉，针对患者病机，给予温肾助阳之金匮肾气丸加减治疗；同时给予菟丝子、覆盆子、牛膝等补肾之品，给予熊胆粉、龟甲平肝潜阳，伸筋草、白芍柔肝伸筋，改善患者肌张力过高及震颤状态，患者症状逐渐好转，疗效确切。

【病例 3】

李某，男，65 岁，初诊日期：2019 年 6 月 12 日。

既往史：患者患帕金森病 6 余年。中医诊察：患者有运动障碍，肢体僵硬，偶有头晕，汗出较多，容易疲乏，偶出现幻觉，舌淡红，苔薄白，脉沉细无力。中医诊断：震颤。辨证：气阴两虚。治法：益气养阴。方用生脉散合升陷汤化裁。方药：党参15g，麦冬9g，五味子8g，黄芪30g，升麻10g，柴胡9g，煅龙骨15g(先煎)，煅牡蛎15g(先煎)，山萸肉30g，桔梗10g。14剂，水煎服，每日1剂，分两次服用。

2019年6月26日二诊：患者服药2周后，行走较前平稳，头晕好转，汗出明显缓解，乏力较前减轻，仍行动迟缓，肢体僵硬，舌淡红，苔薄白，脉沉细无力。方药：党参15g，麦冬9g，五味子8g，黄芪30g，升麻9g，柴胡9g，煅龙骨15g(先煎)，煅牡蛎15g(先煎)，山萸肉30g，桔梗10g，白芍30g，甘草5g，伸筋草30g。14剂，水煎服，每日1剂，分两次服用。

2019年7月10日三诊：患者服药2周后，肢体僵硬较前好转，运动障碍较前减轻，乏力缓解，汗出如常。继续口服原方治疗2周。

按： 患者病久伤及气阴，出现乏力、头晕、汗多、肢体僵硬等症状，针对患者病机，给予益气养阴之法治疗。在此基础上，提升患者气机，防止气机持续下陷。此外，为较快缓解患者症状，给予龙骨、牡蛎等药平肝息风，给予山萸肉、白芍、甘草等药改善患者肌张力。标本兼治，共同发挥最佳疗效。

【病例4】

黄某，男，72岁，初诊日期：2019年6月20日。

中医诊察：患者乏力，肢体震颤，烦躁易怒，失眠梦多，晨起口苦口干，大便干，舌边尖红，少苔，脉弦有力。中医诊断：震颤。辨证：心肝火旺。治法：清肝泻火。方用龙胆泻肝汤化裁。方药：龙胆6g，栀子9g，黄芩9g，柴胡9g，生地黄15g，车前子9g，泽泻12g，川木通9g，甘草6g，当归9g，大黄6g(后下)，黄连9g，熊胆粉0.3g(冲服)。7剂，水煎服，每日1剂，分两次服用。

2019年6月27日二诊：患者肢体震颤次数减少，脾气好转，失眠梦多改善，晨起口苦口干症状消失，大便仍干，需要使用开塞露辅助排便，舌边尖红，少苔，脉弦有力。方药：龙胆6g，栀子9g，黄芩9g，柴胡9g，生地黄15g，车前子9g，泽泻12g，川木通9g，甘草6g，当归9g，大黄15g(后下)，黄连9g，熊胆粉0.3g(冲服)，白芍30g，甘草10g，白术30g。7剂，水煎服，每日1剂，分两次服用。

2019年7月4日三诊：患者肢体震颤次数减少，心烦易怒好转，偶有失眠梦多，大便2日1次，不需要用开塞露辅助排便，舌红，苔薄白，脉弦有力。方药：龙胆草6g，栀子9g，黄芩9g，柴胡9g，生地黄15g，车前子9g，泽泻12g，川木通6g，甘草6g，当归9g，大黄15g(后下)，黄连9g，熊胆粉0.3g(冲服)，白芍30g，甘草10g，厚朴20g。7剂，水煎服，每日1剂，分两次服用。

按：患者心肝火旺，心烦易怒，睡眠差，治疗上给予龙胆泻肝汤化裁，加用熊胆粉平肝息风，缓解症状；同时因患者大便干结，加用大黄，并逐渐加大用量，以泻火通便。芍药甘草汤既可养血敛阴、柔肝，又可润肠通便。经过积极治疗后，患者主症及伴随症状逐渐好转，病情趋于稳定。

【病例5】

张某，男，74岁，初诊日期：2021年12月27日。

中医诊察：患者肢体震颤，取物时加重，肌张力高，严重时可影响睡眠，服用镇静药物后震颤可有缓解，腰酸，有坠胀感，大便干，5～7日排便1次，肠道蠕动差，排便无力，舌暗红，苔水滑，脉沉弦。中医诊断：震颤。辨证：水湿内停。治法：利水祛湿。方用五苓散化裁。方药：茯苓15g，泽泻15g，猪苓15g，桂枝9g，白术15g，伸筋草15g，炒酸枣仁20g，合欢皮15g，远志9g，胡黄连9g。7剂，水煎服，每日1剂，分两次服用。

2022年1月4日二诊：患者肢体震颤稍有缓解，仍有腰酸，伴坠胀感，大便干结，排便无力，睡眠差，舌暗红，苔薄白，脉沉弦。方药：白芍30g，生地黄15g，麦冬15g，火麻仁9g，龟甲15g(先煎)，牡蛎15g(先煎)，鳖甲20g(先煎)，阿胶珠10g(烊化)，炙甘草6g，五味子9g，伸筋草15g，合欢皮15g，远志9g，胡黄连10g。14剂，水煎服，每日1剂，分两次服用。

2022年1月18日三诊：患者肌张力较前降低，肢体震颤缓解，仍有腰酸，伴坠胀感，大便3日1次，排便无力，睡眠好转，偶有头晕，不伴乏力，舌暗红，苔薄白，脉弦。方药：白芍30g，生地黄15g，麦冬15g，火麻仁15g，龟甲15g(先煎)，牡蛎15g(先煎)，鳖甲20g(先煎)，阿胶珠10g(烊化)，炙甘草 6g，五味子 9g，杜仲 15g，合欢皮 15g，远志 9g，胡黄连 10g，牛膝 15g，桑寄生 15g。14 剂，水煎服，每日 1 剂，分两次服用。

2022年2月7日四诊：患者肌张力明显降低，腰酸、坠胀感减轻，大便 2～3 日 1 次，头晕缓解，舌暗红，苔薄白，脉弦。

按：患者首诊可见肢体震颤、肌张力高、腰酸困、坠胀等症状，结合患者舌脉，考虑存在水湿内停，给予五苓散化裁以利水消肿，祛除体内水湿。患者大便干，肠道蠕动差，故加胡黄连清热通便。患者睡眠差，加用远志、合欢皮等药物，以改善睡眠，缓解患者焦虑情绪。二诊时，患者症状稍有缓解，仍可见震颤、腰酸困等症，原因为患者年老体虚、阴精不足，肝血失养，故见震颤，给予大定风珠滋阴养液、柔肝息风。方中阿胶珠滋阴养液以息内风，生地黄、麦冬、白芍养阴柔肝，龟甲、鳖甲、牡蛎平肝潜阳息风，火麻仁养阴润燥、通便，五味子酸甘化阴，炙甘草补气复脉、温阳。诸药合用，具有滋阴养液、柔肝息风之功。三诊时，患者仍有腰酸困，伴有坠胀感，在原方基础上，加用杜仲、牛膝、桑寄生以补肾健腰，肝肾同补，诸症得以缓解。患者病情逐渐稳定，生活质量得以提高。

附录

张振忠传承工作室传承谱系

```
              杜雨茂        张天运
                  \\        /
                   张振忠
    ┌────────┬────────┬────────┬────────┬────────┐
 培养博士  培养硕士  北京中医药薪  北京市第四  北京市中医  北京市石景
                    火传承"3+3"  批老中医药  药"双百工  山区名中医
                    工程         师带徒传承  程"传承    工作室
```

培养博士: 张喜奎 龚婕宁

培养硕士: 郝朝军 郭润华 党 燕 吴耀东 李春胜 郑红刚 唐朴生 程晓平 何华亮 魏翠兰 魏 兰 王 娜 刘宏波 赵宏波 马丽娟 梁彬强 焦开采 张 营 刘宁州 杨莉红 陈 颖

北京中医药薪火传承"3+3"工程: 刘宁州 豆小妮 赵宏波 梁彬强 张军军 吴 健 任 婕 杨玉娴

北京市第四批老中医药师带徒传承: 刘宁州 赵宏波

北京市中医药"双百工程"传承: 张军军 吴 健

北京市石景山区名中医工作室: 刘淑敏 周小刚